癌症标准手术图解
Atlas of Cancer Standard Surgery

结直肠癌
COLORECTAL CANCER

主编 〔日〕山口俊晴 〔日〕上野雅资
译者 武爱文 吴永友

北京科学技术出版社

GANKEN STYLE GAN NO HYOUJUN SHUJUTSU KECCHO GAN·CHOKUCHO GAN

© MASASHI WENO 2017

Originally published in Japan in 2017 by MEDICAL VIEW CO., LTD.

Chinese (Simplified Character only)　translation rights arranged with MEDICAL VIEW CO., LTD.through TOHAN CORPORATION, TOKYO.

著作权合同登记号　图字：01–2020–3731 号

图书在版编目 (CIP) 数据

癌症标准手术图解. 结直肠癌 /（日）山口俊晴，（日）上野雅资主编；武爱文，吴永友译. — 北京 ：北京科学技术出版社，2020.9

ISBN 978-7-5714-1051-3

Ⅰ. ①癌… Ⅱ. ①山… ②上… ③武… ④吴… Ⅲ. ①结肠癌 – 外科手术 – 图解 ②直肠癌 – 外科手术 – 图解 Ⅳ. ①R730.56–64

中国版本图书馆 CIP 数据核字（2020）第 127176 号

责任编辑：	李晓玢　张真真
责任校对：	贾　荣
图文制作：	华　艺
责任印制：	吕　越
出 版 人：	曾庆宇

出版发行： 北京科学技术出版社

社　　址： 北京西直门南大街 16 号

邮政编码： 100035

电　　话： 0086-10-66135495（总编室）　　0086-10-66113227（发行部）

网　　址： www.bkydw.cn

印　　刷： 北京捷迅佳彩印刷有限公司

开　　本： 710mm × 1000mm　1/16

字　　数： 180 千字

印　　张： 11

版　　次： 2020 年 9 月第 1 版

印　　次： 2020 年 9 月第 1 次印刷

ISBN 978-7-5714-1051-3

定　　价：148.00 元

写在本书出版发行之际

一方面,标准手术并非一成不变,而是随着医学的进步不断变化;另一方面,手术也存在一些基本的或称为原则的东西,这些在短期内不会有大的改变。

日本有关癌症手术的一些基本原则是从 20 世纪 60 年代开始,以癌研有明医院外科的梶谷镮教授为代表,通过诸多先辈的努力确立的。从单纯切除病灶开始,到合并系统性淋巴结清扫——根治性切除概念的普及,这些观念的改变很大程度上提高了手术疗效。之后,学者们试图进一步扩大清扫和切除的范围,但手术疗效并无明显提高,而这似乎暗示了作为局部治疗方法的外科手术的局限性。现在我们已明确认识到,癌症一旦扩散到一定程度,就已不再是局部疾病了,应该按全身疾病来处理。最具代表性的就是乳腺癌的保乳手术,从术后整形、保留功能手术的流行也可看出这一点。另外,随着抗癌新药的开发和放射治疗方法的进步,癌症治疗的原则也在逐渐地改变。

大概从 2000 年起,学术界以各学会或研讨会为中心,收集整理了癌症治疗的一些基本原则,并以《癌症治疗指南》的形式呈现。在日本,最早是由日本胃癌学会出版发行了《胃癌治疗指南》,随后各种肿瘤的治疗指南也相继公开出版。本套丛书所讲述的肿瘤外科治疗原则,基本上也延续了这些指南的内容。

手术时必须明确局部解剖和病变的范围。随着影像学技术(如 X 线、CT、MRI、超声等)的飞跃发展,外科医生在术前可更加准确地了解血管走行和肿瘤范围,进一步加深对局部解剖的认知。另外,腹腔镜手术时医生可获得新的、放大的视野,因此,腹腔镜下局部解剖应该发展成为一个新的专科。腹腔镜下显示的精细的局部解剖与常规手术时直视所见完全不同,这也说明仅具备直视手术所需的解剖学知识是不够的。

本书是在掌握常规手术解剖知识和腹腔镜下解剖知识的外科医生与绘画师的团结合作下完成的。因此,书中的图片所显示的不是单纯的形态,而是基于癌症手术原则上的最新局部解剖的再现。对执笔者和绘画师的努力,本人在此表示由衷的敬意。

2005 年癌研病院搬迁至有明时,工作人员从仓库中发现了 20 世纪 60 年代梶谷镮教授的手术胶卷。虽然手术胶卷中显示的电刀和缝合线都很陈旧,但其中显示的梶谷镮教授施行癌症根治术的原则和我们现在的手术没有什么区别，对此我们都很诧异。

这套"癌症标准手术图解"丛书简单明了地显示了基于癌症外科手术原则的、变化不大的标准手术。我们确信，对学习癌症手术的医生来说，本套丛书至少在 10 年内仍有参考价值。

癌研有明医院

山口俊晴

2014 年 1 月

序

  《癌症标准手术图解·结直肠癌》终于得以刊行。本院大肠癌手术的创始人是梶谷镮先生，他确立了重视游离层面的根治切除术（即后来由欧美传入的全直肠系膜切除术与全结肠系膜切除术），并且尝试了联合脏器切除、扩大淋巴结清扫等现有的所有术式。2000年以后，在本院名誉院长武藤徹一郎先生的指导下，大矢雅敏先生（独协医科大学教授）基于大肠癌术前治疗等世界标准，致力于提高大肠癌的治疗效果的研究。2005年，黑柳洋弥先生（虎门病院消化外科部长）引入了"腹腔镜大肠癌根治术"，此技术日臻完善并沿用至今。另外，同一时期开始，随着化疗技术的进步，符合手术适应证的患者也相应增多。对于这类患者，我们也力求发挥腹腔镜手术的优势。基于这样的背景，在本院肝胆胰外科斋浦明夫部长和泌尿外科米濑淳二部长、增田均副部长的协作下，本书还增加了联合脏器切除的章节。在须行扩大手术时，可结合腹腔镜下全盆腔脏器切除及局部复发切除等章节的内容作为参考。

  最后，感谢本书的主编山口俊晴院长。此外，对曾在本院工作、为大肠外科的发展做出贡献的医生以及本书的执笔者表示感谢。

2017 年 7 月

上野雅资

译者序

大概在 2017 年年末，承蒙出版社张真真女士推荐，得闻癌研有明医院癌症标准手术图解丛书。癌研有明医院是日本也是国际知名的肿瘤治疗中心，其手术风格以"规范精细"而闻名。近年来，很多日本学者来华演示、交流，亦有国内学者从日本访学归来，他们手术时带有典型的日本风格，令人耳目一新。本人十年前曾赴东京游学（时间颇短，不敢妄称访学或留学），自忖识得几个片假名，又禁不住真真编辑的鼓励，竟应下了翻译的差事。后虽苦不堪言，但通过仔细研读，收获颇多。

此书付梓之际，当有推荐之词。推荐此书原因有三。一者，读其书识其院。此丛书作者，尤其胃肠方面，癌研有明医院的知名专科医生悉数在列。他们因在各自领域发表众多优秀论文而被熟知，每每读之，总有种"怎么又是他"的惊诧。本人曾赴癌研有明医院进行短暂交流，知悉日本医生的优秀更来自于他们的认真及勤勉。名医云集自成名院，读其书则识其院。二者，读细节悟规范。癌研有明风格即日本风格，一如前述，规范精细。何以实现？插图中器械的抓持部位及手法、细致的文字描述、具体步骤的标准叠加，即成规范。三者，读纲目见理念。虽书名含"标准手术"几个字，但总论中论述治疗成绩及治疗策略在先，且数据资料均来自癌研有明医院，即便少见的腹腔镜治疗局部复发性肿瘤仍有详实的数据报告。

简洁明了而又全面易查是本书的重要特点。全书分定型手术和其他手术。定型手术中，如结肠部分，自回盲部切除、右半结肠切除、横结肠切除、左半结肠切除到乙状结肠切除；直肠部分，自低位前切除、括约肌间切除、造口、腹会阴联合切除、侧方淋巴结清扫到全盆腔脏器切除。此顺序亦可见日本结直肠癌治疗的特点，如早期肿瘤的回盲部切除，恐国内罕有实施者；括约肌间切除及侧方淋巴结清扫也带有典型的日本特点，使用较为普遍，与肿瘤病期分布和治疗理念相关。其他手术中，如胰头十二指肠切除、膀胱与输尿管联合切除、双镜协同手术等，可见精准施治，当简自应简，当繁不避繁。每一章节，既有手术要点，又有需要特殊关注的问题提示，编目清晰，诚为案头乃至术前翻阅之佳作。

本书译者不多，或对文风一致有益。然本人临床工作繁忙，时间紧迫，且日语水平有限，故诚惶诚恐，幸得苏州名士吴永友教授的加盟和把关，不胜感激。凡此种种读书感悟，或有偏颇，恳请读者批评指正。适值医师节，诚以此为贺。

武爱文

2020 年 8 月 19 日

北京海淀

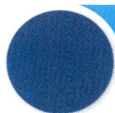

目录

I. 总论

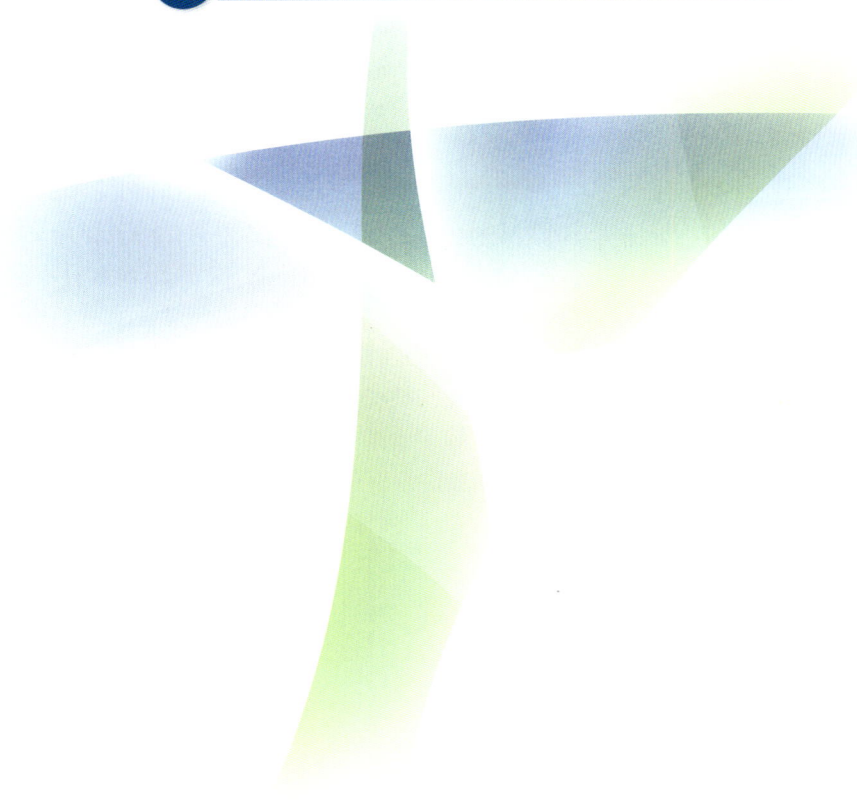

1 大肠癌腹腔镜手术治疗成绩

癌研有明医院消化中心大肠外科　**长崎寿矢、秋吉高志**

腹腔镜手术逐年增加的情况

大肠癌的腹腔镜手术由 Jacobs 于 1991 年率先报道,在日本,则是由渡边昌彦于 1993 年首先报道。大肠癌腹腔镜手术具有手术切口小、术后疼痛轻、肠蠕动恢复快、进食恢复时间短等微创手术的优点,远期效果也不亚于开腹手术。无论是在日本,还是在世界范围内,大肠癌腹腔镜手术都得到了广泛开展。然而,除微创以外,腹腔镜的放大效应有助于对细微解剖结构的精确理解,不仅使游离与切除更加准确,而且使外科医生切实感受到腹腔镜的可行性与实用性,这也是今天腹腔镜得以普及的原因。

在日本,保险对于大肠癌腹腔镜手术的覆盖,早期癌始于 1996 年,进展期癌始于 2002 年。根据日本 2014 年 12 月的全国临床数据(national clinical data,NCD)项目的结果显示,在大肠癌腹腔镜手术中,右半结肠切除术的比例为 34.8%,低位前切除术的比例为 48.6%。根据日本内镜外科学会的调查,大肠癌腹腔镜手术的比例逐年增加,已占 57.2%。癌研有明医院于 2005 年引入大肠癌腹腔镜手术,目前初发大肠癌中 95% 以上在腹腔镜下完成手术(图 I-1-1)。本节通过腹腔镜手术与开腹手术的多中心随机对照试验(randomized controlled trial,RCT)结果,将大肠癌区分为直肠癌与结肠癌,概述大肠癌腹腔镜手术的治疗效果,并与癌研有明医院大肠癌腹腔镜手术的短期与长期疗效进行比较。而德国的 LAPKON II 期 RCT 研究,未对结肠癌与直肠癌加以区分,故本章不予讨论。

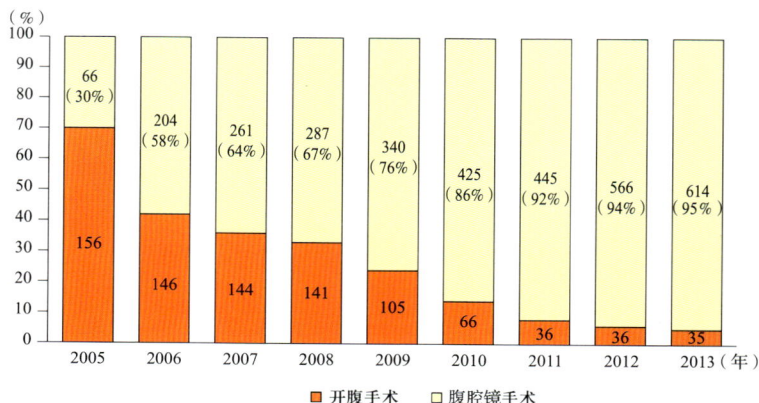

图 I-1-1　历年来癌研有明医院对初发大肠癌行腹腔镜手术的情况

癌研有明医院的分析对象

针对癌研有明医院的手术效果进行分析,分析对象为 2005 年 3 月至 2012 年 12 月行腹腔镜下根治性切除的 I ~ Ⅲ 期大肠腺癌病例(排除遗传性大肠癌、炎症性肠病继发的大肠癌及同时性多原发性大肠癌病例),共 1815 例。对其中的结肠癌 1412 例(中位随访时间 58.1 个月)和直肠癌 403 例(中位随访时间 59.9 个月)的围手术期短期效果与长期预后进行分析。

结肠癌

结肠癌腹腔镜手术与开腹手术的 RCT 研究自 1995 年以来就有零星报道,最初的多中心研究报道来自美国外科治疗临床效果研究组(the Clinical Outcomes of Surgical Therapy,COST)。结肠癌腹腔镜手术的术后住院时间短,3 年总生存率及无复发生存率与开腹手术无差别。此后发表的 COLOR 研究(结肠癌腹腔镜手术的手术时间长、出血量少、肠蠕动恢复快、住院时间短、长期预后无差别)、MRC CLASICC 研究(结肠癌腹腔镜手术的手术时间长、出血量少、肠蠕动恢复快、住院时间短、长期预后无差别)、ALCCaS 研究(结肠癌腹腔镜手术的手术时间长、出血量少、肠蠕动恢复快、住院时间短、长期预后无差别)的研究结果相同。日本 JCOG0404 研究为一项除横结肠癌及降结肠癌以外的结肠癌(包括 RS 直肠癌)的腹腔镜手术与开腹手术的 RCT 研究,研究结果显示:腹腔镜组手术时间长、出血量少、肠蠕动恢复时间及住院天数缩短。

JCOG0404 研究的中转开腹率为 5.4%,癌研有明医院为 0.7%。在术后并发症与长期预后方面,癌研有明医院的数据也优于其他 RCT 研究的结果(表 I−1−1)。

表 I−1−1 结肠癌腹腔镜手术与开腹手术多中心 RCT 研究的短期、长期效果比较

名称	国家(地区)名(单位数)	发表年份	试验时间	腹腔镜手术例数	中转开腹手术例数(占比)	手术时间/分钟	出血量/ml	在院天数/天	围手术期并发症发生数量(占比)	5 年总生存率/%	5 年无复发生存率/%
COST	美国(48 个单位)	1995/2004	1994—2001	435	90(20.7%)	150	NA	5	92(21.1%)	86**	NA
COLOR	欧洲(29 个单位)	2005/2009	1997—2003	536	91(17.0%)	145	100	中位值8.2	111(20.7%)	73.8	66.5
MRC CLASICC	英国(27 个单位)	2005/2007 2010/2013	1996—2002	246	61(24.8%)	180*	NA	8	22(8%)	55.7	57.6
ALCCaS	澳大利亚(31 个单位)	2008/2012	1998—2005	294	43(14.6%)	158	100	7	111(37.8%)	77.7	72.3
JCOG0404	日本(30 个单位)	2014	2004—2009	533	29(5.4%)	211	30	10	76(14.3%)	NA	NA
癌研	日本		2005—2012	1412	10(0.7%)	198	10	10	130(9.2%)	93.7	90.3

注:如无特别标明,所有数字均为实数(%)或中位值;
* 表示结肠癌、直肠癌腹腔镜手术的中位值;
** 此为 3 年;
NA:不详(not available)。

直肠癌

比较直肠癌腹腔镜手术与开腹手术的多中心 RCT 研究很少，2005 年以来，仅有 MRC CLASICC 研究、LAPKON Ⅱ 研究、COREAN 研究及 COLOR Ⅱ 研究。各研究的结果均与结肠癌相同，长期预后方面，腹腔镜手术与开腹手术没有差别。2015 年，ACOSOG Z6051 研究及 ALaCaRT 研究相继报道了直肠癌的短期效果，两项研究均无法证明直肠癌腹腔镜手术对开腹手术的非劣效性，得出的结论为不推荐将腹腔镜手术用于日常的直肠癌。然而，ACOSOG Z6051 研究排除了体重指数（BMI）≥ $34kg/m^2$ 的重度肥胖患者，中转开腹率达 11%，环周切缘（circumferential resection margin,CRM）阳性率达 12%，围手术期并发症发生率高达 57.1%，腹腔镜手术的效果不得而知。ALaCaRT 研究可能剔除了难以确保 CRM 的 T4 病例，CRM 阳性率为 7%，中转开腹率也达 8.8%。对于直肠癌，腹腔镜手术与开腹手术相比，前者具有最大限度发挥其在狭小盆腔内近距离放大观察的优点。但除 COREAN 研究以外的 RCT 研究，中转开腹率达 8%~25%，CRM 阳性率也高达 7%~16%。癌研有明医院的结果是，中转开腹率为 0.7%，CRM 阳性率为 1.0%，包括局部复发在内，长期预后良好（表Ⅰ-1-2）。

表Ⅰ-1-2 直肠癌腹腔镜手术与开腹手术多中心 RCT 研究的短期、长期效果比较

名称	MRC CLASICC	COREAN	COLOR Ⅱ	ACOSOG Z6051	ALaCaRT	癌研
国名（单位数）	英国（27 个单位）	韩国（3 个单位）	荷兰（30 个单位）	美国、加拿大（35 个单位）	澳大利亚（24 个单位）	日本
发表年份	2005/2007 2010/2013	2010/2014	2013/2015	2015	2015	
试验时间	1996—2002	2006—2009	2004—2010	2008—2013	2010—2014	2005—2012
术前治疗	NA	全身化疗：100%	放疗：59%。全身化疗：32%	放化疗：95%	放疗：50%	放化疗 / 放疗 / 全身化疗：46%
肿瘤直径	NA	≤ 9cm	≤ 15m	≤ 12cm	≤ 15cm	RaRb
腹腔镜手术例数	246	170	699	240	238	403
开腹手术例数	140	170	345	222	235	
中转开腹手术例数（占比）	61(24.8%)	5（2.9%）	121（17.4%）	NA（11%）	21（8.8%）	3（0.7%）
手术时间 / 分钟	180*	245	240	266.2（中位值）	210	273
出血量 /ml	NA	200	200	150	100	20
在院时间 / 天	11	8	8	7.3（中位值）	8	15

续表

围手术期并发症发生数量（占比）	101（40%）	36（21.2%）	278（39.9%）	137（57.1%）	NA	104（25.8%）
吻合口瘘发生数量（占比）	26（10.6%）	2（1.2%）	58（12.6%）	5（2.1%）	7（2.9%）	15（3.7%）
CRM阳性数（占比）	30（16%）	5（2.9%）	56（10%）	NA（12.1%）	NA（7%）	4（1.0%）
5年总生存率/%	60.3	91.7**	86.7**	NA	NA	89.7
5年无复发生存率/%	53.2	79.2**	74.8**	NA	NA	76.9
5年局部复发率/%	10.8	2.6**	5.0**	NA	NA	6.7

注：如无特别标明，所有数字均为实数（%）或中位值；
* 表示结肠癌、直肠癌腹腔镜手术的中位值；
** 此为 3 年；
NA：不详（not available）。

小结

　　本节介绍了癌研有明医院大肠癌腹腔镜手术的手术短期效果与长期预后。由于患者的背景不同，不能简单地与多中心 RCT 研究结果进行比较，但我们的短期效果与长期预后都非常好。癌研有明医院通过最大限度地利用腹腔镜手术的近距离放大观察的优势，在正确理解解剖的基础上，实施高质量的手术，进而获得良好的手术效果。

参考文献

［1］Jacobs M, et al: Minimally invasive colon resection（laparoscopic colectomy）. Surg Laparosc Endosc 1991; 1: 144-50.

［2］渡邊昌彦，ほか：早期大腸癌に対する低侵襲手術の適応. 日消外会誌 1993; 26: 2548-51.

［3］Clinical Outcomes of Surgical Therapy Study Group（COST）: A comparison of laparoscopically assisted and open colectomy for colon cancer. N Engl J Med 2004; 350: 2050-9.

［4］Green BL, et al: Long-term follow-up of the Medical Research Council CLASSIC trial of conventional versus laparoscopically assisted resection in colorectal cancer. Br J Surg 2013; 100: 75-82.

［5］http://fa.jsgs.or.jp/rp/info20150116-.pdf

［6］北野正剛，ほか：内視鏡外科手術に関するアンケート調査 - 第12回集計結果報告 -. 日本内視鏡外科学会雑誌 2014; 19: 541-6.

［7］Neudecker J, et al: Short-term outcomes from a prospective randomized trial comparing laparoscopic and open surgery for colorectal cancer. Br J Surg 2009; 96: 1458-67.

［8］ Weeks JC, et al: Short-term quality-of-life outcomes following laparoscopic-assisted colectomy vs open colectomy for colon cancer. JAMA 2002; 287: 321-8.

［9］ The Colon cancer Laparoscopic or Open Resection Study Group: Laparoscopic surgery versus open surgery for colon cancer: short-term outcomes of a randomised trial. Lancer Oncol 2005; 6: 477-84.

［10］ The Colon cancer Laparoscopic or Open Resection Study Group: Survival after laparoscopic surgery versus open surgery for colon cancer: long-term outcome of a randomised clinical trial. Lancet Oncol 2009; 10: 44-52.

［11］ Guillou PJ, et al: Short-term endpoints of conventional versus laparoscopic-assisted surgery in patients with colorectal cancer（MRC CLASICC trial）: multicentre, randomised controlled trial. Lancet Oncol 2005; 365: 1718-26.

［12］ Jayne DG, et al: Randomized trial of laparoscopic-assisted resection of colorectal carcinoma: 3-year results of the UK MRC CLASICC Trial Group. J Clin Oncol 2007; 25: 3061-8.

［13］ Jayne DG, et al: Five-year follow-up of the Medical Research Council CLASICC trial of laparoscopically assisted versus open surgery for colorectal cancer. Br J Surg 2010; 97: 1638-45.

［14］ Hewett PJ, et al: Short-term outcomes of the Australasian randomized clinical study comparing laparoscopic and conventional open surgical treatments for colon cancer: the ALCCaS trial. Ann Surg 2008; 248: 728-38.

［15］ Bagshaw PF, et al: Long-term outcomes of the australasian randomized clinical trial comparing laparoscopic and conventional open surgical treatments for colon cancer: the Australasian Laparoscopic Colon Cancer Study trial. Ann Surg 2012; 256: 915-9.

［16］ Yamamoto S, et al: Short-term surgical outcomes from a randomized controlled trial to evaluate laparoscopic and open D3 dissection for stage II/III colon cancer: Japan Clinical Oncology Group Study JCOG 0404. Ann Surg 2014; 260: 23-30.

［17］ Kang SB, et al: Open versus laparoscopic surgery for mid or low rectal cancer after neoadjuvant chemoradiotherapy（COREAN trial）: short-term outcomes of an open-label randomised controlled trial. Lancet Oncol 2010; 11: 637-45.

［18］ Jeong SY, et al: Open versus laparoscopic surgery for mid-rectal or low-rectal cancer after neoadjuvant chemoradiotherapy（COREAN trial）: survival outcomes of an open-label, non-inferiority, randomised controlled trial. Lancet Oncol 2014; 15: 767-74.

［19］ Van der Pas MH, et al: Laparoscopic versus open surgery for rectal cancer（COLOR II）: short-term outcomes of a randomised, phase 3 trial. Lancet Oncol 2013; 14: 210-8.

［20］ Bonjer HJ, et al: A randomized trial of laparoscopic versus open surgery for rectal cancer. N Engl J Med 2015; 372: 1324-32.

［21］ Freshman J, et al: Effect of laparoscopic-assisted resection vs open resection of Stage II or III rectal cancer on pathologic outcomes: The ACOSOG Z6051 Randomized Clinical Trial. JAMA 2015; 314: 1346-55.

［22］ Stevenson AR, et al: Effect of laparoscopic-assisted resection vs open resection on pathological outcomes in rectal cancer: The ALaCaRT Randomized Clinical Trial. JAMA 2015; 314: 1356-63.

② 大肠癌术前治疗策略

癌研有明医院消化中心大肠外科　**小仓淳司、秋吉高志**

虽然手术是大肠癌治疗的基石,但也有部分病例仅凭手术难以避免复发。最大限度地提高手术质量无疑非常重要,但为了提高远期效果,术前的综合治疗策略也十分重要。

本节介绍了癌研有明医院以外科为中心的结直肠癌术前治疗策略。

癌研有明医院的结肠癌治疗策略

尽管国外也有关于进展期结肠癌术前化疗(neoadjuvant chemotherapy, NAC)价值的临床研究(FOXTROT),但进展期结肠癌的治疗策略基本上都是先进行手术,术后再辅助化疗。然而,在癌研有明医院,对于结肠癌并发肝转移的病例,如肝转移灶在 4 个以上或最大径超过 5cm,则先行新辅助化疗(RAS 突变型:mFOLFOX6 + 贝伐单抗 6 周期;RAS 野生型:mFOLFOX6 + 西妥昔单抗 6 周期),再行肝转移灶的切除。由原发灶导致肠管明显狭窄的患者,即使肝转移具有新辅助化疗的适应证,也是先切除原发灶。狭窄程度轻的病例则在新辅助化疗后同时切除原发灶与肝转移灶。如肝转移灶在 4 个以下且最大径不足 5cm,则不行新辅助化疗,直接行原发灶与肝转移灶切除。

进展期下部直肠癌的治疗策略

与相同分期的结肠癌相比,直肠癌的总生存率(overall survival, OS)与无复发生存率(relapse-free survival, RFS)相差约 10%。结肠癌的复发形式大部分为远处转移,而直肠癌具有局部复发率高的特征(表Ⅰ-2-1)。因此,为抑制下部直肠癌的局部复发,国外的标准治疗方法为术前放化疗(chemoradiotherapy, CRT)+ 全直肠系膜切除(total mesorectal excision, TME)。大量多中心随机对照试验(RCT)证实了术前 CRT 的有效性。而在日本,对于下部直肠癌,TME+ 双侧侧方淋巴结清扫是治疗标准,其局部控制效果与国外的术前 CRT 几乎相同。尽管对不同治疗方法的选择和优缺点尚有争议,但日本与国外的直肠癌治疗标准大相径庭。另外,近年来,日本国内对于进展期下部直肠癌行术前治疗的单位也在增加,实际上不同单位的治疗标准也不尽相同(图Ⅰ-2-1)。

表Ⅰ-2-1 结肠癌、直肠癌不同部位的复发率比较（1991—1996 年大肠癌研究会项目研究病例）

复发部位	结肠癌（3583 例）	直肠癌（1647 例）	P 值
肝	7.0%（252）	7.3%（121）	NS
肺	3.5%（126）	7.5%（124）	$P<0.0001$
局部	1.8%（64）	8.8%（145）	$P<0.0001$
吻合口	0.3%（9）	0.8%（13）	$P=0.0052$
其他	3.6%（130）	4.2%（69）	NS
合计	16.2%（581）	28.6%（472）	$P<0.0001$

注：RS 癌按结肠癌计算；NS 表示无显著性差异。

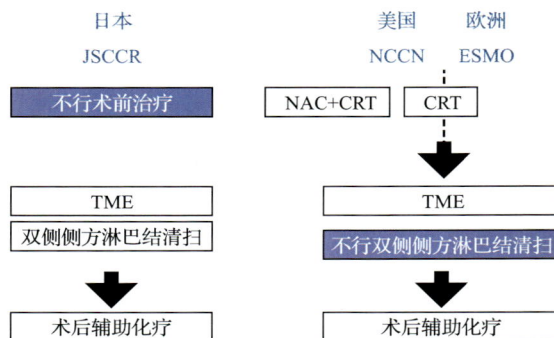

图Ⅰ-2-1 Ⅱ / Ⅲ期进展期下部直肠癌的治疗标准——日本与国外的差异

癌研有明医院进展期下部直肠癌的治疗策略

在癌研有明医院，对于肿瘤下缘位于直肠下部（Rb）的临床Ⅱ / Ⅲ期进展期下部直肠癌，引入术前 CRT。术前影像学检查怀疑侧方淋巴结转移的病例，根据 CRT 前的影像学表现，对患侧进行单侧侧方淋巴结清扫。侧方淋巴结转移阳性的诊断标准为 MRI、MDCT 检查可见直径 7mm 以上的淋巴结（图Ⅰ-2-2）。另外，对于伴有可切除肝肺转移的Ⅳ期进展期下部直肠癌，行新辅助化疗（RAS 突变型：mFOLFOX6 + 贝伐单抗 6 周期；RAS 野生型：mFOLFOX6 + 西妥昔单抗 6 周期）后，接着行短程放疗（5×5 Gy），然后同时切除直肠原发灶与肝转移灶。

2004—2012 年，219 例Ⅱ / Ⅲ期进展期下部直肠癌的治疗效果良好：OS 为 91%；RFS 为 77%；局部复发率（local recurrence，LR）为 5.8%（中位观察时间为 49.6 个月）（图Ⅰ-2-3）。实际上，行侧方淋巴结清扫的占 30%，为 65 例，侧方淋巴结阳性病例为 29 例（占全部病例的 13%，占侧方淋巴结清扫病例的 45%）。可以说，癌研有明医院的治疗策略结合了日本与国外的标准治疗方法。从 2013 年

进展期下部直肠癌，Ⅱ/Ⅲ期〔T 和（或）N+〕

↓

CRT（TS-1+50.4Gy）
（～2010 5'DFUR，2013～ 50.4Gy）

↓

TME+选择性 LPLND

↓

术后辅助化疗

<侧方淋巴结清扫>
·术前影像学检查（MRI、MDCT）可见直径7mm以上的淋巴结→阳性
·不进行预防性侧方淋巴结清扫

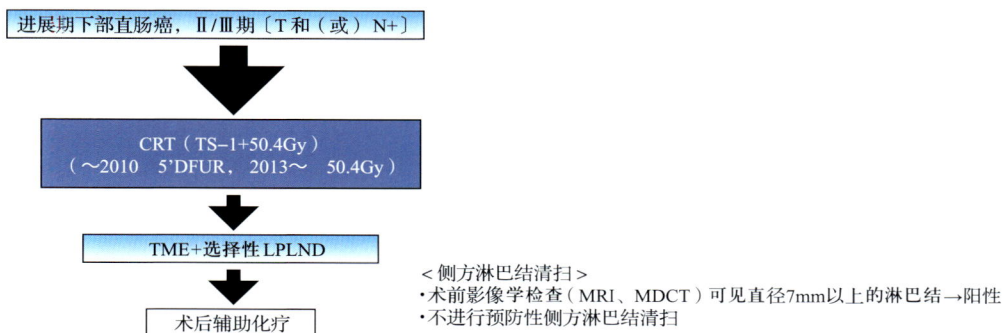

图Ⅰ-2-2 癌研有明医院进展期下部直肠癌的治疗策略

开始，对于高复发风险的局部进展期直肠癌，开展了 6 周期 mFOLFOX6 + 贝伐单抗序贯 S-1 + 放疗（50.4Gy）的Ⅱ期临床研究。

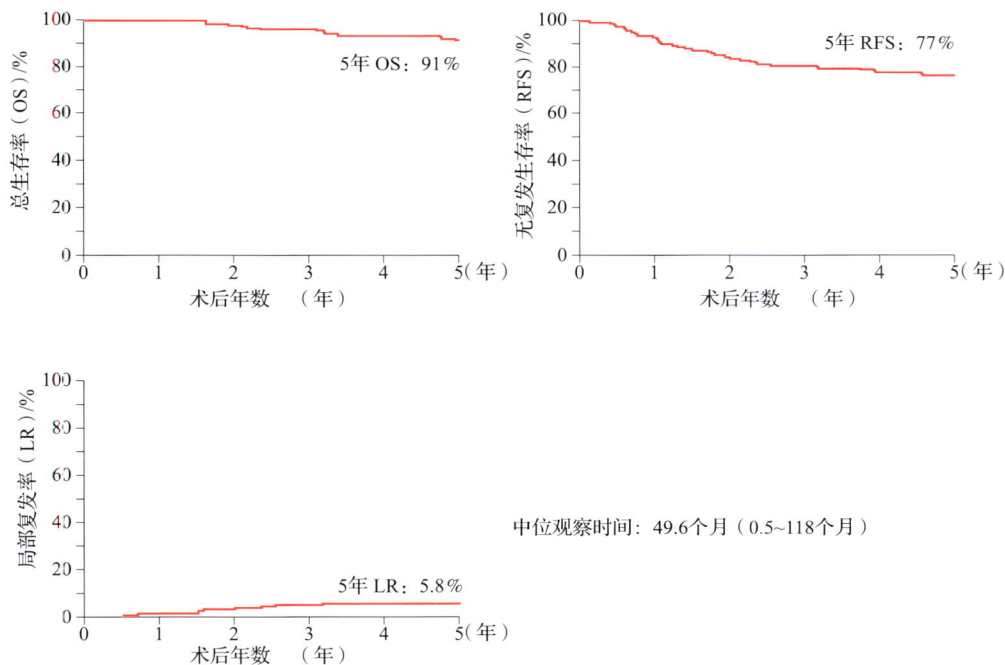

5年 OS：91%

5年 RFS：77%

中位观察时间：49.6个月（0.5～118个月）

5年 LR：5.8%

图Ⅰ-2-3 Ⅱ/Ⅲ期进展期下部直肠癌的治疗效果

癌研有明医院进展期上部直肠癌的治疗策略

对于肿瘤下缘在 Rb 以上的可切除的进展期上部直肠癌,原则上不行术前治疗,直接手术。但对于高复发风险的病例,尤其是骶前与环周切缘(CRM)紧贴的病例及 N2 病例,开展了 II 期临床研究(COBURA 研究),并行术前化疗(XELOX+ 贝伐单抗 4 周期)。

目前,对于中危险度的进展期直肠癌(cT2N1,cT3N0–1,距肛缘 5~12cm),北美正在开展术前化疗的 II / III 期临床研究(PROSPECT 研究),其结果也可作为参考。今后,应将术前治疗与复发风险相对应,如优先考虑控制远处转移,则进行 NAC;如优先考虑控制局部复发,则选择 CRT 或短程放疗;对于远处转移与局部复发均呈高风险的病例,则行 NAC → CRT → NAC。因此,今后将迎来根据复发风险选择术前治疗方案的时代。

参考文献

[1] Foxtot Collaboratiive Group. Feasibility of preoperative chemotherapy for locally advanced, operable colon cancer: the pilot phase of a randomised controlled trial. Lancet Oncol 2012; 13: 1152-60.

[2] 大腸癌研究会. 大腸癌治療ガイドライン 医師用 2014 年版.

[3] Gerard JP, et al: Preoperative radio- therapy with or without concurrent fluorouracil and leucovorin in T3-4 rectal cancers: results of FFCD 9203. J Clin Oncol 2006; 24: 4620-5.

[4] Bosset JF, et al: Chemotherapy with pre- operative radiotherapy in rectal cancer. N Engl J Med 2006; 355: 1114-23.

[5] Sauer R, et al: Preoperative versus postoperative chemoradiotherapy for rectal cancer. N Engl J Med 2004; 351: 1731-40.

[6] Akiyoshi T, et al: Selective lateral pelvic lymph node dissection in patients with advanced low rectal cancer treated with preoperative chemoradiotherapy based on pretreatment imaging. Ann Surg Oncol 2014; 21: 189-96.

Ⅱ. 结肠癌手术

1. 回盲部切除术（后腹膜游离优先入路）
2. 右半结肠切除术（内侧优先入路法）
3. 内侧入路腹腔镜横结肠切除术
4. 左半结肠切除术
5. 乙状结肠切除术

1 回盲部切除术（后腹膜游离优先入路）

河北综合病院普外科　**滨崎俊辅**
癌研有明医院消化中心大肠外科　**藤本佳也**

适应证

回盲部切除术适用于回结肠动脉支配范围内的肠癌，包括回肠末端、盲肠、阑尾、升结肠。

该手术是入门级的腹腔镜下大肠癌手术，但由于肠系膜上动静脉的血管分支形态多种多样，且与十二指肠、胰腺等重要脏器毗邻，故有时也可能出现严重的并发症。

本节主要介绍回盲部切除术的后腹膜游离优先入路（下方入路）。

术前检查

● 如前所述，因血管的分支形态多种多样，故术前影像学检查极其重要。

● 体位是将双上肢伸直置于躯干两旁，以布单固定，将布单卷入床垫下。躯干固定于床垫上，双肩部及左侧肢体以固定装置固定，避免头低位与左侧低位时患者自床垫上滑落。下肢采用支架，取分腿位，便于助手在患者两腿之间进行操作。

手术步骤

1 穿刺器置入与站位

2 后腹膜游离优先入路

3 处理血管，清扫外科干：内侧入路

4 肝曲的游离：头侧入路

5 辅助切口下完成肠管切除与吻合重建

6 腹腔内再确认

7 关腹

手术技巧

1 穿刺器置入与站位

● 于脐部做纵向切口开腹，插入 12mm 的穿刺器，作为观察孔。操作孔位于腹直肌外侧，左侧头侧为 12mm，左侧尾侧及右侧头侧、尾侧均为 5mm，常采用五孔法。

● 术者站于患者的左侧，使用左侧穿刺孔，助手站于患者的两腿之间，利用右侧穿刺孔。术者的左侧穿刺孔稍偏头侧，助手的右侧穿刺孔稍偏尾侧，以便移动操作钳展开视野。

● 通常在后腹膜游离时扶镜手站于术者右侧,处理血管时站于术者左侧。

2 后腹膜游离优先入路

● 在癌研有明医院,主要采用后腹膜游离优先入路的方法进行手术。在右侧结肠切除术中,保证十二指肠、胰腺、输尿管的安全非常重要。如先行后腹膜游离,则在内侧入路进行操作时,重要脏器已经被保留于背侧,为确保肠系膜背侧的游离空间,右侧结肠可尽量上抬。

● 体位采用头低位,将小肠推向头侧,以便在直视下看到小肠系膜的背侧。

● 助手用两把钳子将阑尾（从右下方用右手持钳）及小肠系膜（从右上方用左手持钳）向头侧上提,使小肠系膜呈屏风状展开（图Ⅱ-1-1）。

● 术者以小肠系膜附着处的凹陷与十二指肠空肠曲之间的连线为标志,切开后腹膜,确认并保留输尿管、性腺动静脉,将小肠系膜、右侧结肠系膜自后腹膜游离（图Ⅱ-1-2）。

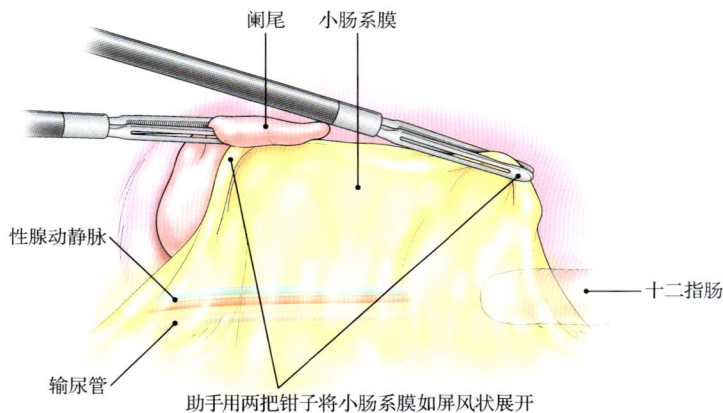

阑尾　小肠系膜

性腺动静脉

十二指肠

输尿管

助手用两把钳子将小肠系膜如屏风状展开

图Ⅱ-1-1　小肠系膜的展开

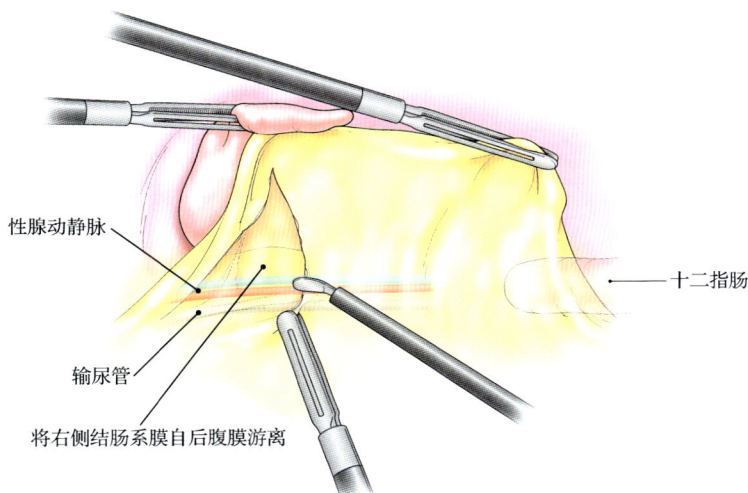

性腺动静脉

十二指肠

输尿管

将右侧结肠系膜自后腹膜游离

图Ⅱ-1-2　右侧结肠系膜的游离

- 上提小肠系膜时，十二指肠水平部可被牵向腹侧。此处难以进行钝性剥离，要有意识地锐性切开融合筋膜，将十二指肠保留于背侧。
- 游离至胰头部附近时，留置纱布，作为随后行内侧入路时十二指肠腹侧的标志，也起到保护十二指肠的作用（图Ⅱ-1-3）。

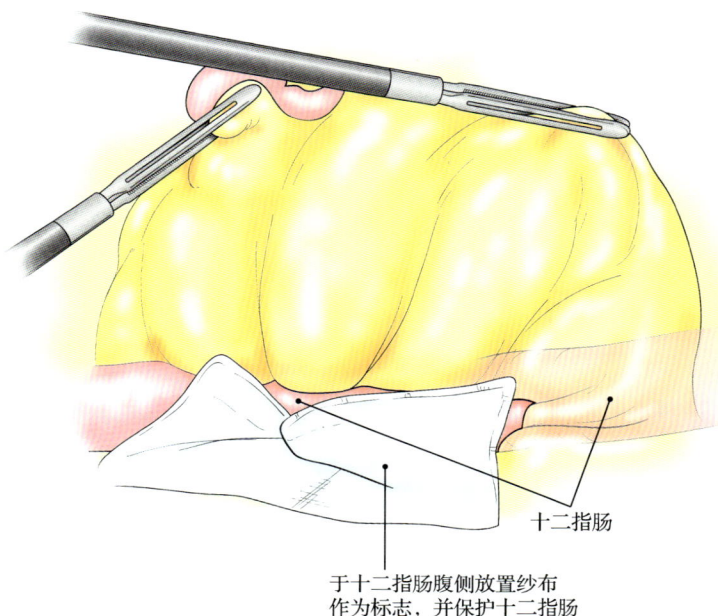

十二指肠

于十二指肠腹侧放置纱布
作为标志，并保护十二指肠

图Ⅱ-1-3 十二指肠腹侧的处理

手术注意事项	很容易将腹膜后的脂肪组织提起来，进入深部层面。注意脂肪组织内的纵行血管，将腹膜后的脂肪组织推向背侧。如进入的层面良好，则钝性游离的效果也好。

3 处理血管，清扫外科干：内侧入路

- 采用水平体位，使小肠移向尾侧，充分展开回盲部的系膜。
- 助手将回结肠动静脉血管蒂（经右下穿刺孔用右手持钳）向腹侧、外侧牵拉，将横结肠系膜（经右上穿刺孔用左手持钳）向腹侧、头侧展开，使肠系膜上的静脉呈一条直线。

手术注意事项	注意确认肠系膜上静脉和结肠中动脉、结肠右动脉以及回结肠动脉的走行。

● 于回结肠动静脉稍靠尾侧处切开肠系膜，与后腹膜的游离平面贯通（图Ⅱ-1-4A）。

● 确认作为标记的纱布在后腹膜游离平面中，并确保将十二指肠与胰头部保留于背侧。平行于血管走行切开肠系膜，操作中要避免偏向回结肠动静脉一侧（图Ⅱ-1-4B）。

● 于回结肠静脉根部尾侧开始显露肠系膜上静脉，将肠系膜上静脉主干表面至回结肠动静脉根部充分显露（图Ⅱ-1-5）。

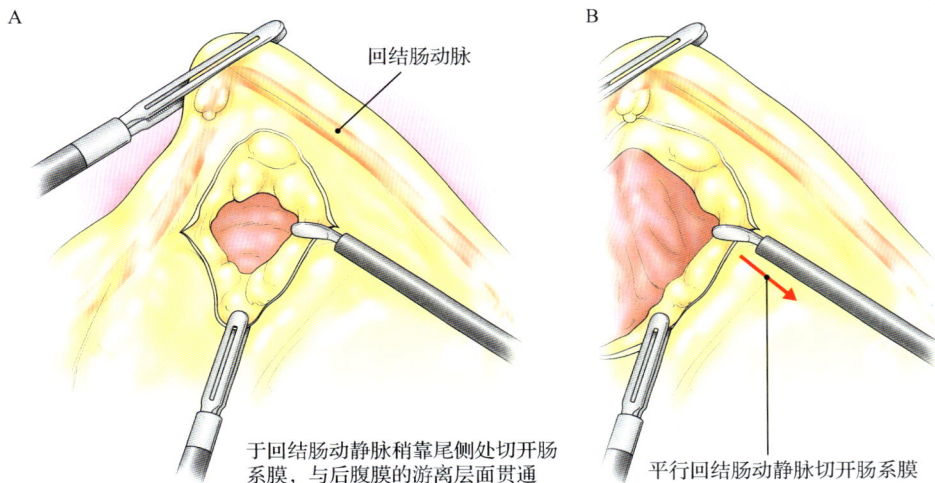

A

B

回结肠动脉

于回结肠动静脉稍靠尾侧处切开肠
系膜，与后腹膜的游离层面贯通

平行回结肠动静脉切开肠系膜

图Ⅱ-1-4 切开肠系膜

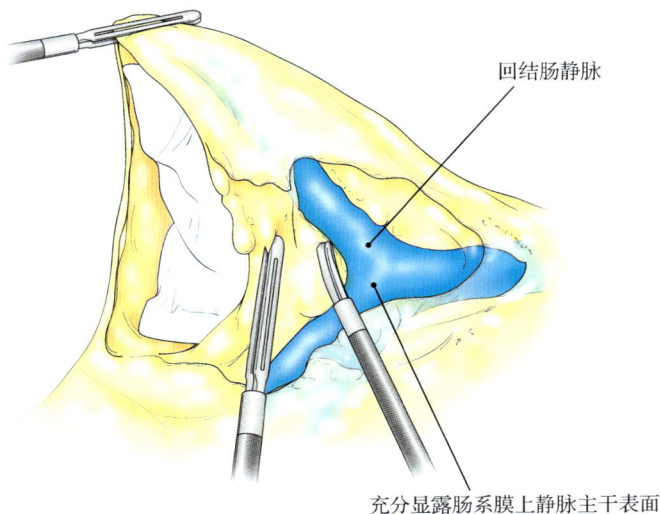

回结肠静脉

充分显露肠系膜上静脉主干表面

图Ⅱ-1-5 显露肠系膜上静脉主干表面

● 注意背侧的十二指肠,同时以血管夹夹闭、离断动静脉。如回结肠动脉位于肠系膜上静脉背侧,则于肠系膜上静脉右缘水平离断;如回结肠动脉位于肠系膜上静脉腹侧,则于肠系膜上静脉左侧水平离断,不必追溯至回结肠动脉的根部进行离断(图Ⅱ-1-6)。

● 接着,清扫外科干。沿着充分显露肠系膜上静脉腹侧的游离层,顺着肠系膜上静脉的走行向头侧延伸。

手术注意事项	肠系膜上静脉的腹侧一旦显露后,即可通过钝性分离的方法维持游离层。

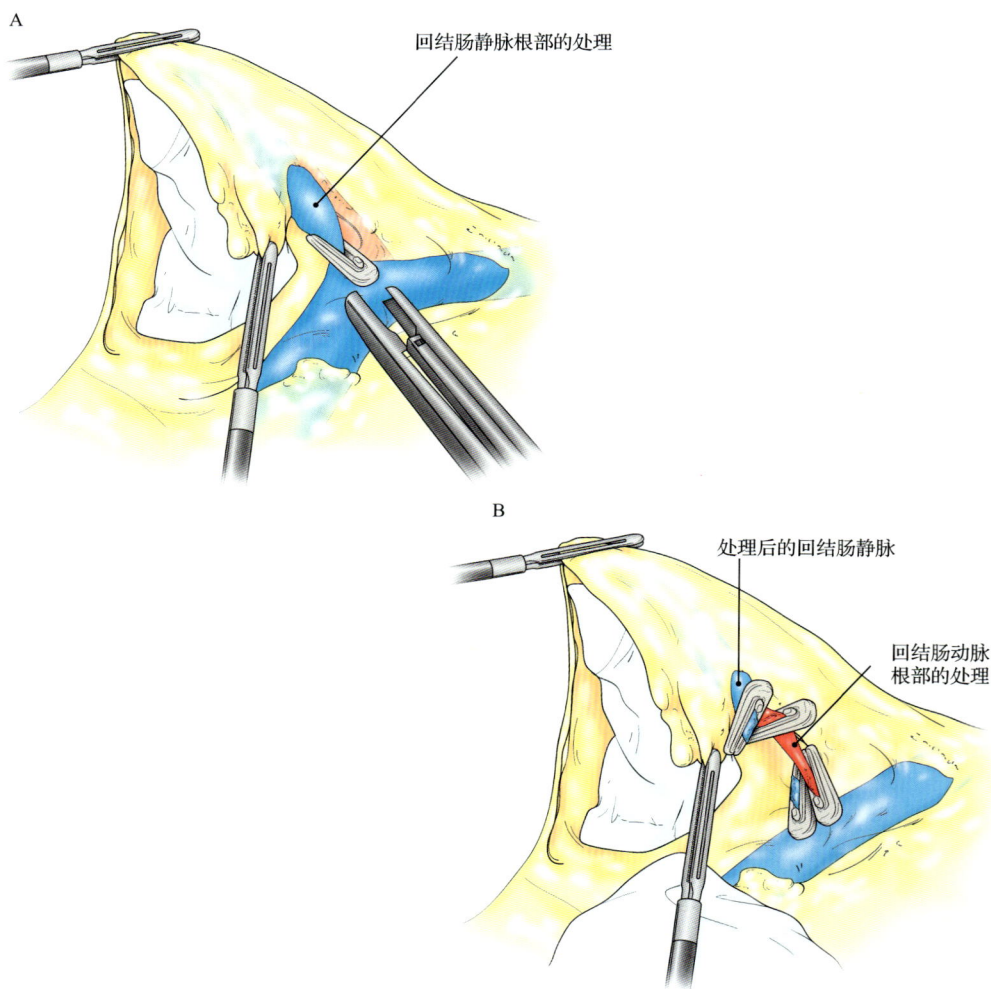

A

回结肠静脉根部的处理

B

处理后的回结肠静脉

回结肠动脉根部的处理

图Ⅱ-1-6 回结肠动静脉的处理

- D3 清扫的中枢侧边界为肠系膜上静脉的左缘，显露出肠系膜上静脉的腹侧，在头侧清扫外科干时，如存在结肠右动脉，则清扫至其尾侧；如无结肠右动脉，则清扫至结肠中动脉的尾侧。
- 清扫外科干以后，将十二指肠与胰头前方自结肠系膜游离，直至肝曲背侧（图Ⅱ-1-7）。

手术注意事项	为了更安全地进行体外操作，如有必要，可离断副右结肠静脉。

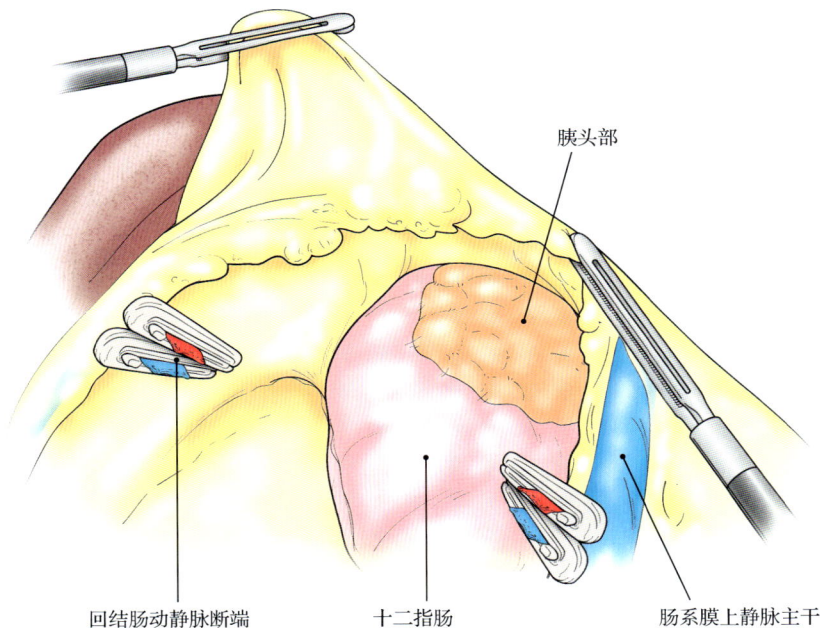

胰头部

回结肠动静脉断端　　　　十二指肠　　　　肠系膜上静脉主干

图Ⅱ-1-7 游离十二指肠、胰头部

4 肝曲的游离：头侧入路

- 将横结肠与大网膜向尾侧推开后，助手将胃网膜右动静脉（经右上腹穿刺孔用左手持钳）向头侧牵拉，将大网膜的横结肠附着处（经右下腹穿刺孔用右手持钳）向尾侧牵拉，以展开术野。回盲部切除通常无须开放网膜囊。
- 注意横结肠、十二指肠及胃网膜右动静脉的走行，于网膜囊外侧，将胃网膜右动静脉周围脂肪与大网膜进行钝性或锐性分离，直至胃网膜右动静脉根部与横结肠系膜的粘连处。
- 术者利用两把钳子左右推、剥，进行钝性分离，将游离层左右分开，进而与游离好的十二指肠相通。

●将残留的融合筋膜及肝结肠韧带朝肝曲方向离断（图Ⅱ-1-8），再切开与升结肠壁侧腹膜的融合之处，进而打通尾侧的游离层面，完成右侧结肠的游离（图Ⅱ-1-9）。

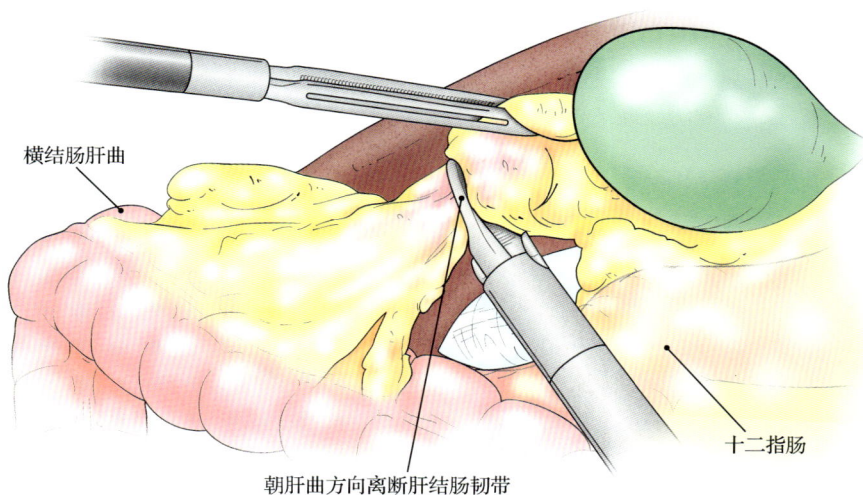

横结肠肝曲

朝肝曲方向离断肝结肠韧带

十二指肠

图Ⅱ-1-8 离断肝结肠韧带

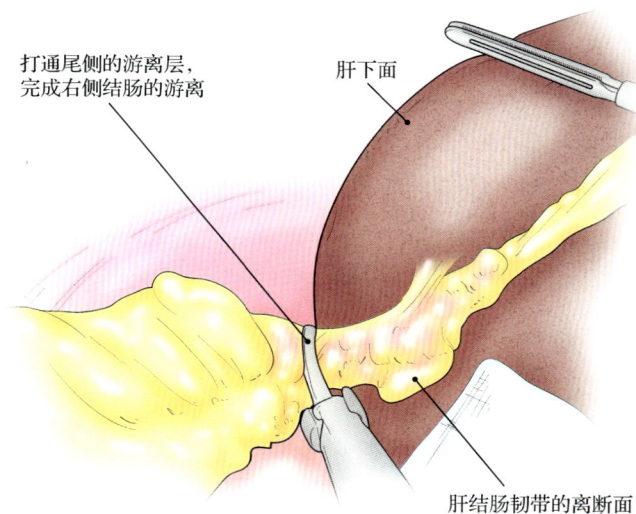

打通尾侧的游离层，
完成右侧结肠的游离

肝下面

肝结肠韧带的离断面

图Ⅱ-1-9 游离右侧结肠

5 **辅助切口下完成肠管切除与吻合重建**

●将脐部观察孔纵行切开约4cm，行功能性端端吻合。

6 腹腔内再确认

- 将完成重建的肠管回纳入腹腔,再次建立气腹,确认有无腹腔内出血或肠管扭转(图Ⅱ-1-10)。
- 如果小肠钻入肠系膜缺损处,则将小肠拉出来。不留置腹腔引流管。

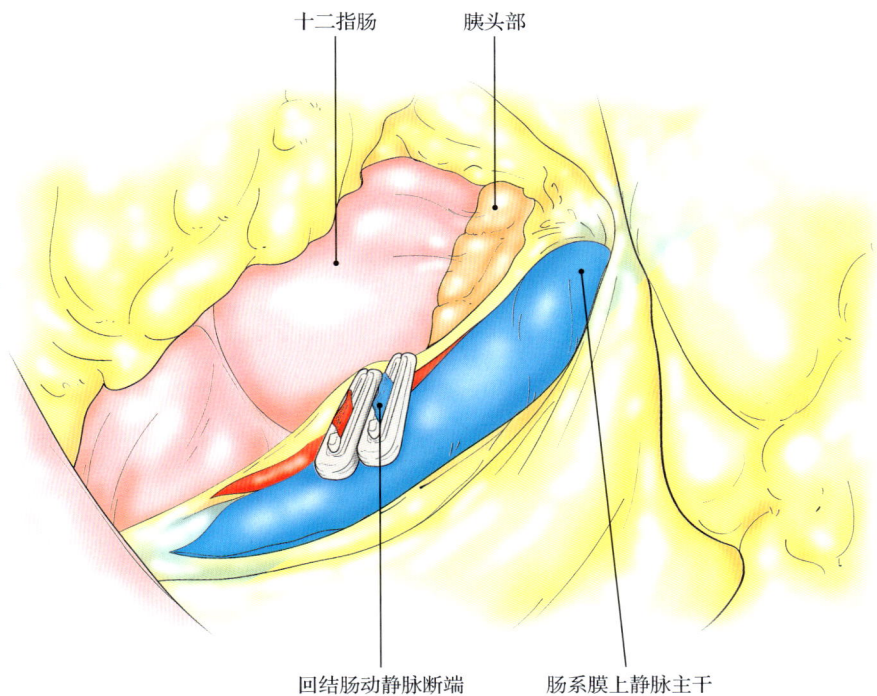

十二指肠　　　　　胰头部

回结肠动静脉断端　　　肠系膜上静脉主干

图Ⅱ-1-10　重建肠管回纳入腹腔

7 关腹

- 充分冲洗切口后,分两层关闭切口,完成手术。

术后处理

- 术后第1天、第3天、第5天,行验血及X线检查。
- 手术次日开始饮水,术后第2天开始进食,术后第9天可以出院。

2 右半结肠切除术（内侧优先入路法）

癌研有明医院消化中心大肠外科　**三城弥范、福长洋介**

适应证

主要位于阑尾、升结肠至横结肠中部的大肠癌。

术前检查

● 癌研有明医院的术前检查包括：验血，以及肿瘤指标、呼吸功能、心电图、腹部增强 CT、胸部 CT、腹部超声及胃肠镜等检查。

● 主要根据增强 CT 判断肿瘤的位置、浸润深度、有无淋巴结转移及远处转移，并分析以外科干为中心的血管走行——回结肠动静脉的分支形态及位置关系，结肠右动脉、结肠中动脉及胃结肠静脉干的走行、分支形态。通过对增强 CT 的分析和判断，决定手术的流程、预判手术的方式。

手术步骤

1 布置手术室

2 置入穿刺器

3 小肠的展开与回结肠动静脉的确认

4 开始内侧入路

5 切开腹膜，确认显露外科干

6 处理结肠中动脉，清扫 No.223 淋巴结

7 胰腺表面的游离与胃结肠静脉干的确认

8 胃结肠韧带的离断

9 副右结肠静脉的处理

10 游离十二指肠与肝曲

11 从尾侧游离回盲部

12 开腹操作

13 三角吻合

14 腹腔镜下再确认

手术技巧

1 布置手术室

● 两台显示器分别置于患者头侧左右，术者站于患者两腿之间，助手站于患者右侧，扶镜手站于患者左侧，器械护士站于患者左腿侧（图Ⅱ-2-1）。

2 置入穿刺器

● 脐部做纵切口，开腹置入 12mm 的穿刺器，建立观察孔。术者的主操作孔为左下腹 5mm 的穿刺孔，主操作孔应能够通过电刀、能量手术器械、血管

施夹器等。右下腹留置 3mm 的穿刺孔，术者左手使用 3mm 的操作钳进行操作。

● 助手同样采用 3mm 的操作钳在患者右下腹 3mm 的穿刺孔处进行操作。

● 扶镜手使用 10mm 的 30°斜视镜通过脐部穿刺孔进入腹腔，纱布也通过脐部穿刺孔进出。

3 小肠的展开与回结肠动静脉的确认

● 确认有无肝转移及腹膜种植转移，进行分期后，采用左侧头低位，将小肠向左侧展开。

● 以十二指肠水平部与回肠末端为标记，将回盲部向外侧、腹侧牵引，进而确认回结肠动静脉。

手术注意事项	避免使用钳子直接抓持小肠。

4 开始内侧入路

● 助手持钳抓住回结肠动静脉中部偏末梢侧，向腹侧提起，术者将小肠系膜向尾侧、背侧牵引。注意回结肠动静脉的尾侧、背侧出现的凹陷处与肠系膜上动静脉投影形成的三角，以此为标志，切开系膜。

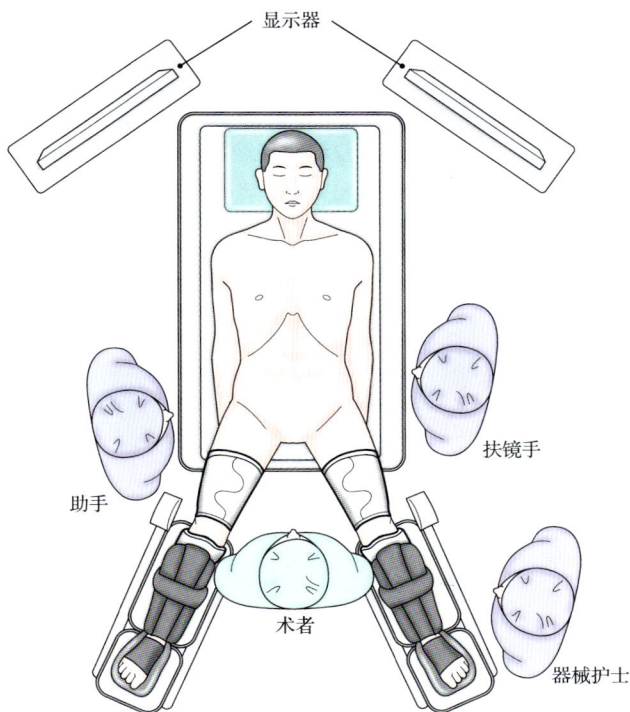

图 II-2-1　手术室的布置

● 将腹膜下筋膜保留于背侧,继续向头侧、左侧游离,直至露出十二指肠的正面(图Ⅱ-2-2)。

5 切开腹膜,确认显露外科干

● 助手将横结肠中部的横结肠系膜向头侧展开,术者左手持钳抓住回结肠动静脉,确认 Treitz 韧带与结肠中动脉的位置,决定腹膜切开的方向。

● 以结肠中动脉根部左侧为目标,切开腹膜,切开线要与内侧入路的切开线连通(图Ⅱ-2-3),该腹膜切开线即为清扫的左边界。

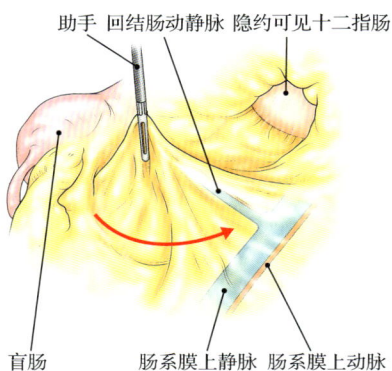

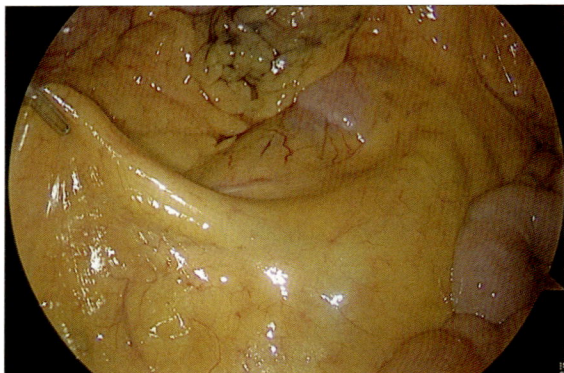

助手 回结肠动静脉 隐约可见十二指肠

盲肠　　肠系膜上静脉 肠系膜上动脉

图Ⅱ-2-2 十二指肠正面的显露

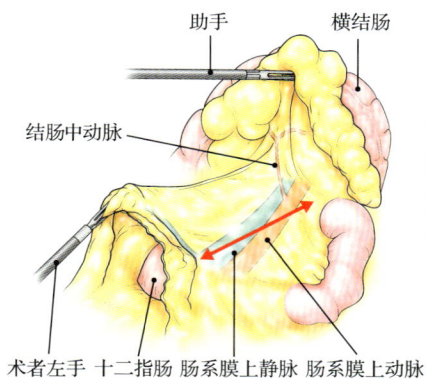

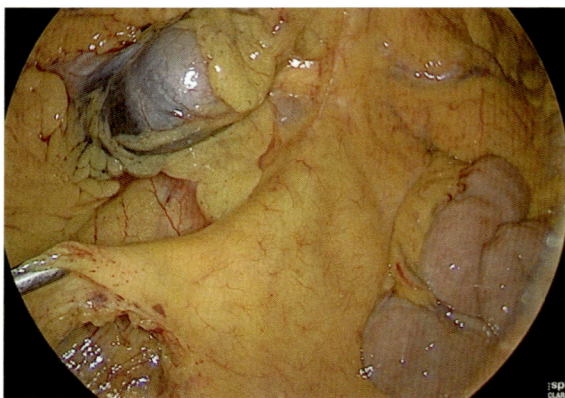

助手　　横结肠

结肠中动脉

术者左手 十二指肠 肠系膜上静脉 肠系膜上动脉

图Ⅱ-2-3 切开腹膜

● 确认结肠中动脉根部的位置，在肠系膜上静脉的前面，沿此前的腹膜切开线进行游离。

手术诀窍	此时不要急于寻找回结肠静脉的汇入部位，而是先从肠系膜上静脉左侧缘的中枢侧向末梢侧清扫肠系膜上静脉前面的脂肪组织，然后再从末梢侧向中枢侧进行清扫，通过往返清扫来确认回结肠静脉的汇入部位。

● 肠系膜上静脉左侧缘为 No.203、No.213 淋巴结清扫范围的左边界，不必清扫至肠系膜上动脉左侧缘。

手术要点	事先通过影像学检查，确认回结肠动脉是走行于肠系膜上静脉背侧还是腹侧，这有助于保证清扫的安全。

● 通过以上操作，既可以清晰地显露肠系膜上静脉的正面，又可以安全地确认回结肠静脉的汇入部位（图 II-2-4）。
● 回结肠静脉根部的中枢侧用一枚夹子夹闭，末梢侧以结扎速血管闭合系统进行离断。如回结肠动脉走行于肠系膜上静脉腹侧，则显露其根部至肠系膜上动脉的分支处，在中枢侧用一枚夹子夹闭后，以结扎速血管闭合系统进行处理。
● 如回结肠动脉走行于肠系膜上静脉背侧，则在处理完回结肠静脉以后，再对其进行处理。如右结肠动脉有单独的分支（约 20%），则同样于根部夹闭以后，以结扎速血管闭合系统进行处理。

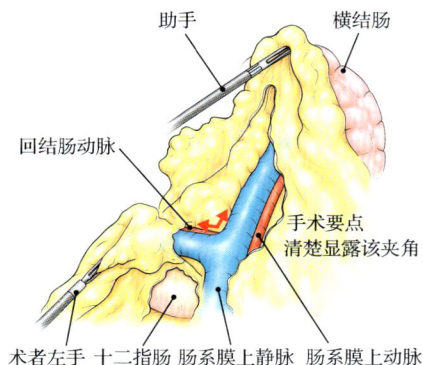

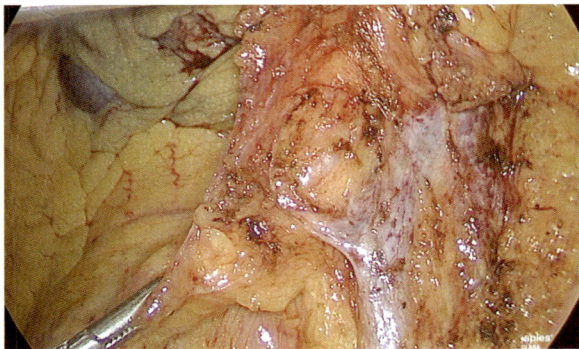

图 II-2-4 肠系膜上静脉正面的显露

手术要点	●手术时保持一个无血的视野。 ●反复进行"薄层切开后游离"。 ●左手频繁地更换抓持部位,以维持适当的张力。 ●无张力不切割。

6 处理结肠中动脉,清扫 No.223 淋巴结

●沿肠系膜上静脉向中枢侧清扫。于 Treitz 韧带右侧附近,将横结肠系膜呈幕状展开,确认结肠中动脉根部的位置及其左右分支,于结肠中动脉根部清扫 No.223 淋巴结,并显露动脉。

●在右侧缘,与肠系膜上静脉前面的游离层连通。先清扫结肠中动脉的左侧,再向其末梢侧清扫,将其右支的中枢侧用夹子夹闭,末梢侧以结扎速血管闭合系统进行离断,将 No.223 淋巴结整块切除。

7 胰腺表面的游离与胃结肠静脉干的确认

●清扫肠系膜上静脉右侧缘,并与此前内侧入路剥离的十二指肠正面的游离层相通。

●以电刀将胰腺推向背侧,从十二指肠外侧显露胰腺正面。

●向中枢侧游离肠系膜上静脉,确认胃结肠静脉干的分支及其左侧的结肠中静脉的分支,完成肠系膜尾侧的操作(图Ⅱ-2-5)。

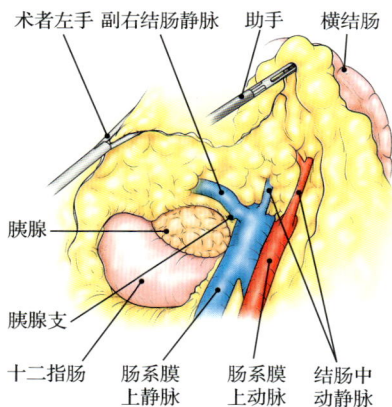

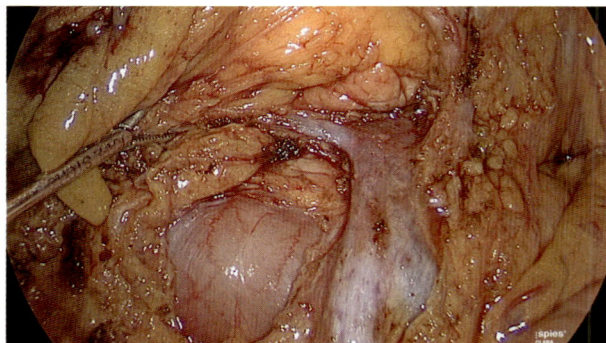

图Ⅱ-2-5 胰腺正面的游离

8 胃结肠韧带的离断

- 取头高位,将横结肠与大网膜推向尾侧。
- 由于包裹胃网膜右动静脉的脂肪组织颜色不同,所以易于辨认,助手将其大把抓持,并向头侧、腹侧上提。
- 术者牵拉胃结肠韧带的尾侧,把握胃结肠韧带的切开部位。
- 扶镜手取俯瞰视野,术者最初要查看全貌,把握胃与结肠的位置关系,当胃结肠韧带被切开时,扶镜手再拉近视野。

9 副右结肠静脉的处理

- 切开胃结肠韧带,向左右拓展,左侧进入网膜囊,确认胃后壁与胰腺表面。在开放网膜囊时,于横结肠中部向左侧进入网膜囊。
- 向右侧游离,使胃网膜右动静脉周围的脂肪与横结肠系膜侧的脂肪分开,两者之间通往大网膜的网膜血管分支以结扎速血管闭合系统加以处理,并朝胃结肠静脉干方向游离。
- 由于副右结肠静脉与尾侧的游离层相连,因此,可以在结肠系膜内确认汇入胃结肠静脉干的副右结肠静脉,将其于胰腺表面进行游离,血管中枢侧用夹子夹闭,末梢侧以结扎速血管闭合系统离断(图Ⅱ-2-6)。

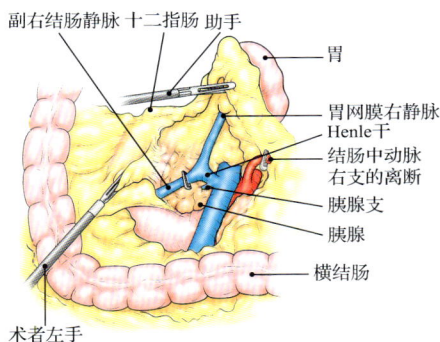

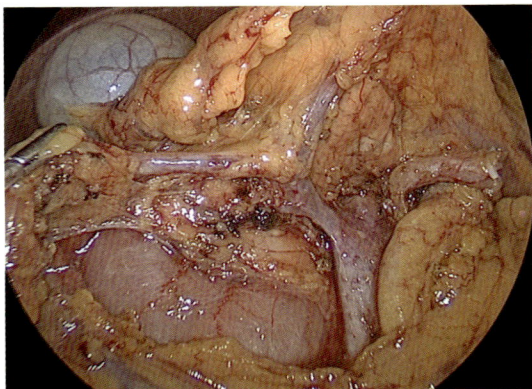

图Ⅱ-2-6 副右结肠静脉的处理

10 游离十二指肠与肝曲

- 术者将横结肠系膜向尾侧展开,助手将十二指肠前面的组织向头侧和腹侧牵引,最终于两者之间切开。
- 跨过十二指肠后,则会移行到肝曲的后腹膜。因此,要辨认其分界,并离断十二指肠;将肾前筋膜保留于背侧,剥离 Told's 融合筋膜,游离肝曲。

11 从尾侧游离回盲部

- 在视野可及的范围内游离肝曲。
- 取头低位,将全部小肠推向头侧。
- 助手抓住阑尾或其周围脂肪,向头侧和腹侧展开,术者左手牵引背侧的腹膜,沿右侧髂总动脉走行将腹膜切开(图Ⅱ-2-7)。内侧向肠系膜根部方向切开。
- 腹膜后的脂肪组织颜色偏黄,易于辨认,将其保留于背侧,并在正确层面进行游离。为了避免游离时进入腹膜下筋膜,要将输尿管及性腺动静脉保留于背侧。
- 随着游离的推进,很容易与头侧的游离层打通,进而将右半结肠完全游离(图Ⅱ-2-8)。因此,要以钳子夹住阑尾或其周围脂肪组织,完成腹腔镜操作。

12 开腹操作

- 将脐部 12mm 的观察孔延长为 4~5cm 的小切口,以切口保护器保护切口,将游离的右半结肠拉出体外。
- 距病灶 10cm 定位切缘,处理系膜,摘除标本。

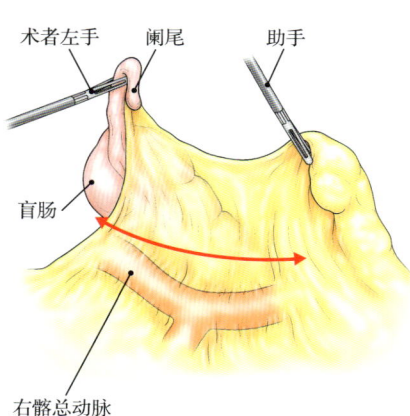

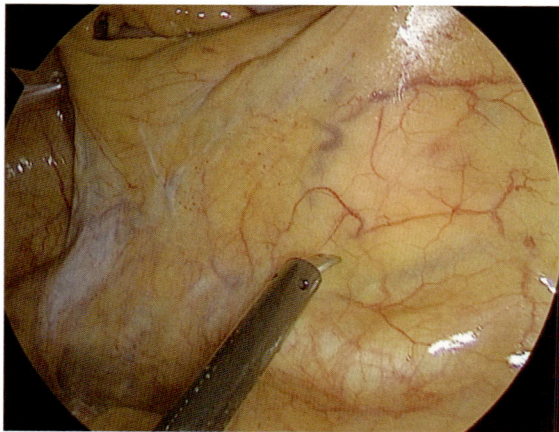

图Ⅱ-2-7　游离回盲部

⓭ 三角吻合

● 采用器械行端端三角吻合。

● 由于回肠与结肠的管径相差很大,将回肠系膜对侧的肠管沿长轴方向切开 1~1.5cm,缩小管径差,同时保证吻合口足够大。

● 首先,行后壁内翻缝合。两端偏后壁分别缝合 1 针,中央缝合 1 针,全层一共缝合 3 针。悬吊肠管后,以直线切割闭合器行全层内翻缝合。

● 其次,将剩下的 2/3 肠壁,以直线切割闭合器分两次缝合闭锁。

● 先于此前缝合第一针的偏后壁的浆膜侧结节缝合 1 针,然后在后壁中央缝合 1 针,再在该针与最初后壁断端的缝线之间缝合 1 针,将 3 针缝线水平上提,以直线切割闭合器行外翻全层缝合。

● 然后将剩下的 1/3 肠壁也同样以 3 根缝线悬吊后行外翻缝合。不必要的浆肌层缝合可能导致吻合口狭窄,原则上不加强。

⓮ 腹腔镜下再确认

● 将完成吻合的肠管放回腹腔,确认无出血。

● 确认吻合口后方没有小肠钻入,如有小肠钻入,则将其拉出,推入盆腔。

● 确认外科干无出血或夹子脱落,吻合口前方的系膜裂孔以大网膜覆盖,完成腹腔镜操作,不放置引流。

术者左手　助手

性腺动静脉　输尿管

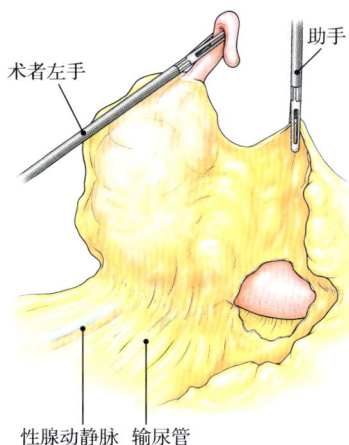

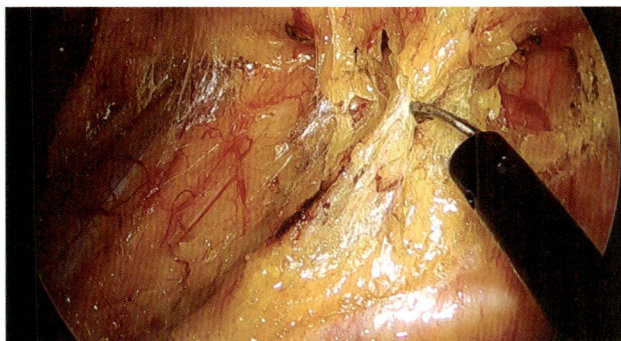

图Ⅱ-2-8 与头侧游离层打通

3 内侧入路腹腔镜横结肠切除术

癌研有明医院消化中心大肠外科　　**永田　淳、长山　聪**

适应证

在日本,由于大肠癌呈现高发趋势,所以腹腔镜下大肠切除术越来越普及。横结肠癌的腹腔镜手术,需要游离肝曲与脾曲,清扫区域中的结肠中动静脉变异多,手术难度大,国内外都将其排除在临床试验之外。《大肠癌治疗指南》中指出,术者要充分考虑手术团队的熟练程度再决定手术的适应证。

在癌研有明医院,秋吉等人报道了横结肠癌的腹腔镜手术效果不劣于开腹手术,对于没有明显累及邻近重要脏器(胰腺、十二指肠等)的病例、无严重心肺功能减退的病例,无论病程长短,几乎所有病例都能作为腹腔镜手术的适应证。

横结肠癌手术的难度因人而异。肿瘤靠近结肠肝曲时,多选择右半结肠切除术(或扩大右半结肠切除术);肿瘤靠近脾脏时,多选择左半结肠切除术(或扩大左半结肠切除术)(术式见其他章节)。另外,如行小范围的横结肠部分切除,有时甚至可不游离肠管,只需在直视下通过小切口对病变部位进行切除吻合。本节介绍针对横结肠中部癌所行的清扫结肠中动脉根部淋巴结并游离肝曲、脾曲的内侧入路腹腔镜横结肠切除术(即横结肠部分切除术)。

术前检查

● 行内镜、增强 CT、消化道造影检查,取得恶性细胞的病理诊断,评估肿瘤位置、浸润深度及有无淋巴结转移与远处转移。横结肠较长的早期癌,有时难以判断病变部位,可以在术前进行标记(金属夹标记法、ICG 荧光法等)。

● 结肠中动静脉、副右结肠静脉及胃结肠静脉干等变异多,有必要通过术前 CT 造影,对于具有一定管径大小的脉管走行加以把握。有些为影像学上无法显示的细小脉管,应在术中加以判断。

手术步骤

1 体位

2 置入腹腔镜、穿刺器

3 移动小肠

4 切开横结肠系膜

5 打穿肝结肠韧带，游离右侧横结肠

6 离断副右结肠静脉

7 进入网膜囊（自内侧、右尾侧）

8 进入网膜囊（自内侧、左尾侧）

9 游离左侧横结肠

10 辨认结肠中动脉根部与清扫淋巴结

11 自脐部切口拉出肠管

12 体外操作（切除、重建）

13 冲洗腹腔，再次建立气腹

14 关腹

手术技巧

1 体位（图Ⅱ-3-1）

- 使用固定垫（magic bed）。
- 患者双下肢取水平分腿位，置于下肢支具上，同时要安装间歇性加压装置。双上肢固定于躯体两侧，为防止垂落，用固定支具加以固定。患者取平卧位，术者置入观察孔穿刺器。
- 建立气腹后，置入剩下的穿刺器，开始手术操作。

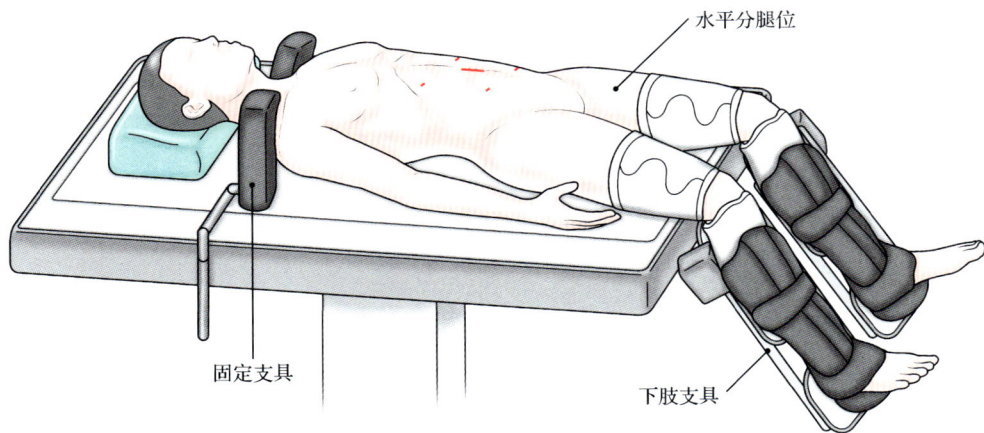

水平分腿位

固定支具

下肢支具

图Ⅱ-3-1 穿刺器放置与手术开始时的体位

2 置入腹腔镜、穿刺器

- 术者位于患者左侧,助手位于患者右侧,扶镜手位于患者两腿之间(图 Ⅱ-3-2A)。
- 游离脾曲时,术者与助手换位(图 Ⅱ-3-2B)。
- 原则上采用五孔法(图 Ⅱ-3-3)。纵行切开脐部,开腹插入 12mm 的穿刺器,以缝线固定,观察腹腔。确认肿瘤部位和有无腹腔内粘连及转移灶,并置入余下 4 个穿刺器(全部为 5mm),操作时要避免损伤腹壁下动静脉。

A. 手术开始时

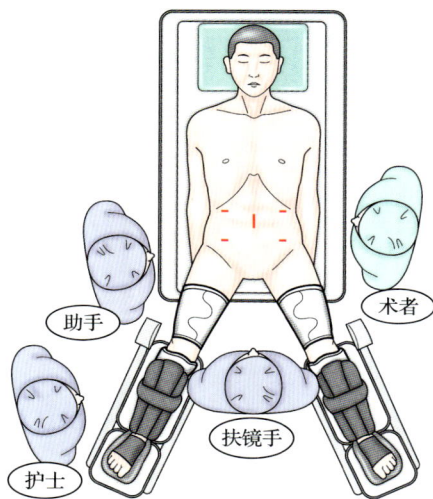

B. 游离左侧横结肠与脾曲时

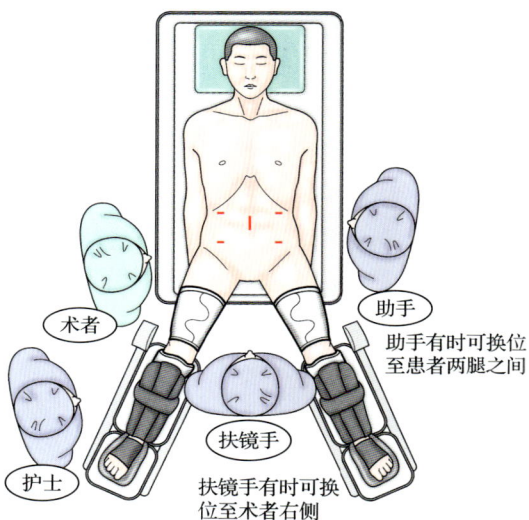

图 Ⅱ-3-2　术者与助手的位置

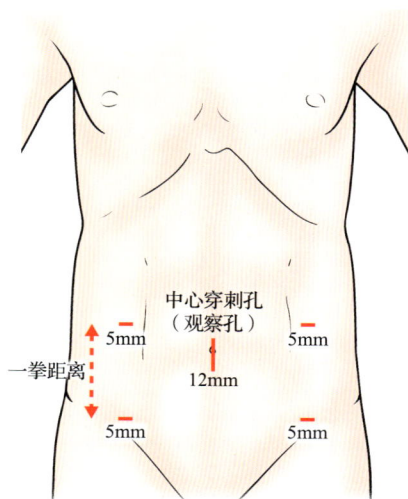

图 Ⅱ-3-3　穿刺孔的位置

● 术者右手使用 Opti 4®（带冲水吸引的电刀）、超声刀或结扎速血管闭合系统。

● 术者左手及助手的双手使用无损伤钳。

● 为避免术中电刀产生的烟雾妨碍术野，扶镜手需间歇使用吸气系统，以确保术野清晰。

● 置入全部穿刺器后，将患者体位改为稍稍头高位，并向左倾（图Ⅱ-3-4）。

3 **移动小肠**

● 术者将小肠移动至左侧腹及盆腔内（图Ⅱ-3-5）。

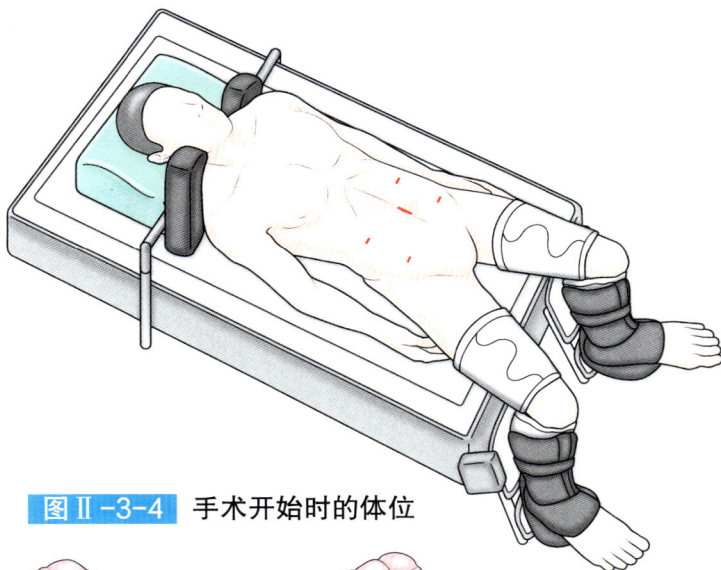

图Ⅱ-3-4 手术开始时的体位

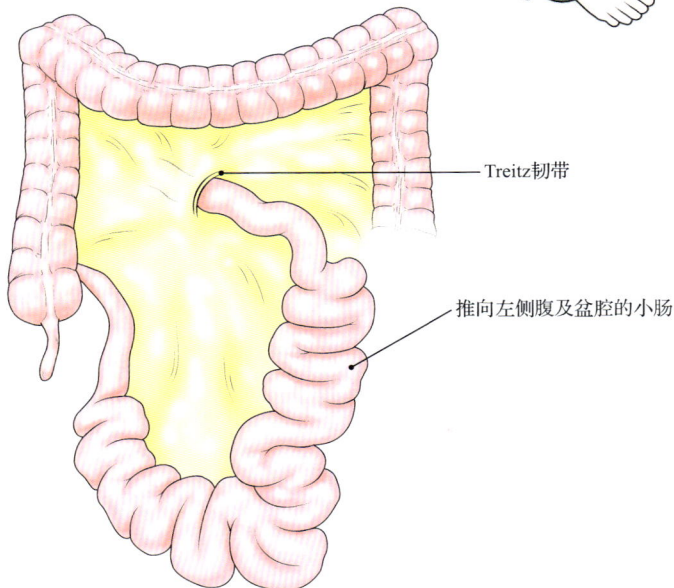

Treitz韧带

推向左侧腹及盆腔的小肠

图Ⅱ-3-5 将小肠推向左侧腹及盆腔

- 助手双手持钳抓住小肠组织向腹侧牵引,将横结肠系膜如屏风般展开(图Ⅱ-3-6)。
- 展开横结肠系膜后,确认结肠中动脉的走行,分析支配肿瘤的结肠中动脉的分支情况,再以结肠中动脉为中心对淋巴结进行扇状清扫(图Ⅱ-3-7)。
- 如果横结肠系膜有粘连,先分离粘连,然后再展开。

手术要点	● 抓持时应保护肠管。原则上不应抓持肠管本身,而是通过抓持系膜移动小肠。 ● 展开横结肠系膜时,助手的右手持钳抓住横结肠的肠脂垂或系膜,向患者右侧腹侧、偏头侧牵拉。同样,助手左手持钳抓住肠脂垂或系膜,向患者左侧腹侧、偏头侧牵拉。

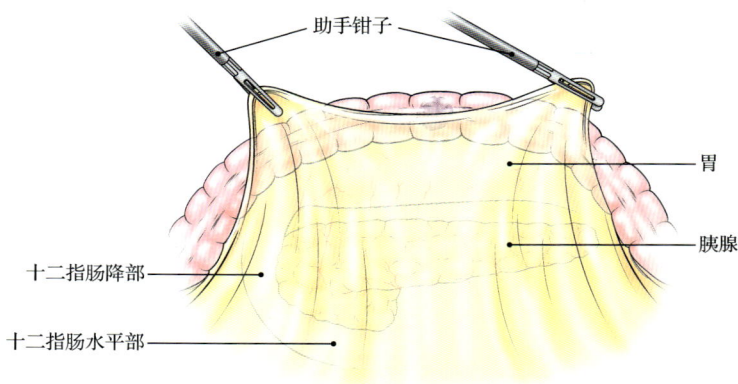

图Ⅱ-3-6 横结肠系膜的展开

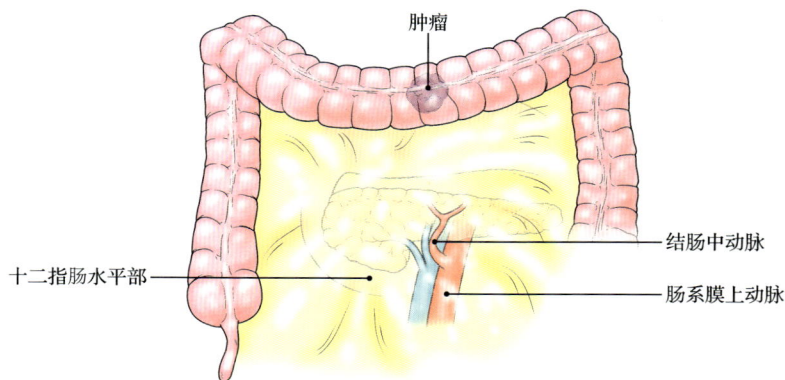

图Ⅱ-3-7 走行于横结肠系膜内的结肠中动脉及主要供血血管

4 切开横结肠系膜

- 术者左手与助手向相反方向牵引横结肠系膜。
- 于隐约可见十二指肠水平部处切开横结肠系膜（图Ⅱ-3-8）。
- 于横结肠系膜与胰十二指肠表面的筋膜（胰前筋膜）之间，小心游离，并经内侧入路向肝曲游离，到达肝结肠韧带的内面。

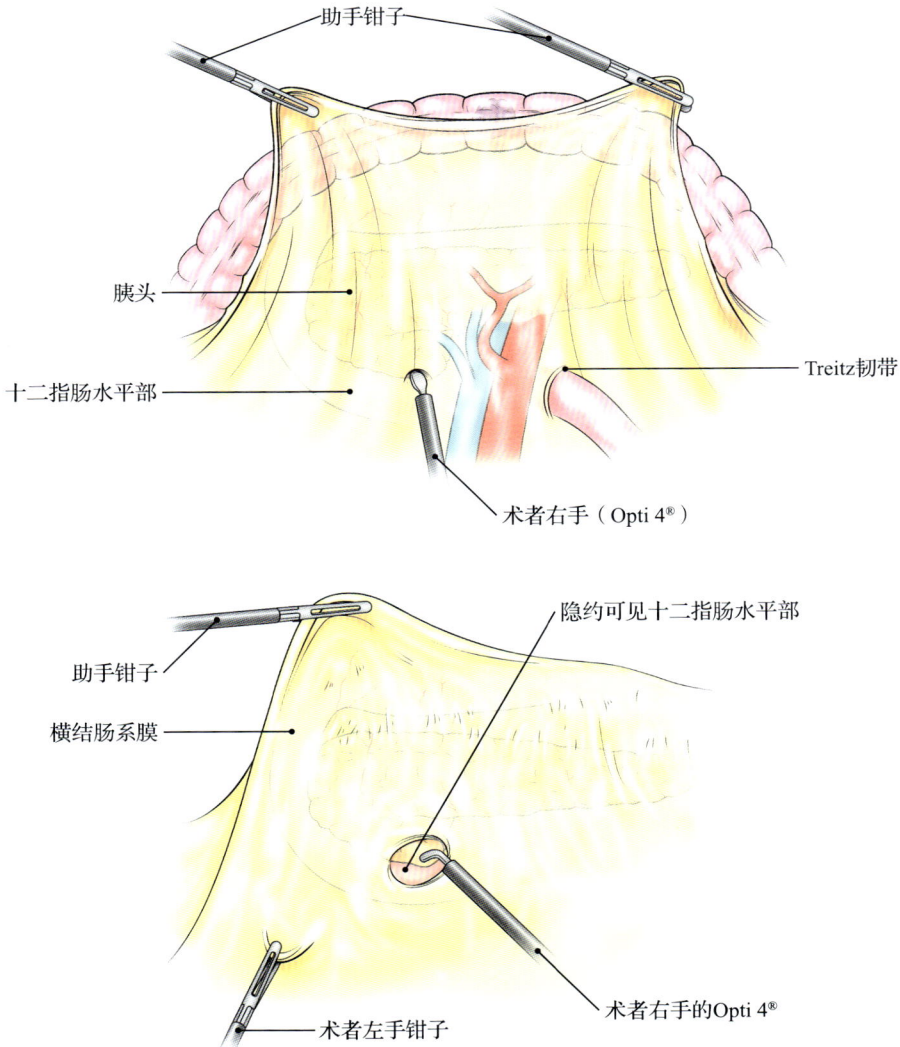

助手钳子

胰头

Treitz韧带

十二指肠水平部

术者右手（Opti 4®）

隐约可见十二指肠水平部

助手钳子

横结肠系膜

术者右手的Opti 4®

术者左手钳子

图Ⅱ-3-8 横结肠系膜的展开

5 打穿肝结肠韧带, 游离右侧横结肠

- 透过肝结肠韧带外侧(头侧), 可以看见肝脏或胆囊, 将肝结肠韧带打穿(图 Ⅱ-3-9)。
- 助手将两把钳子插入打穿的间隙内, 并向腹侧上挑, 从内侧向右外侧游离横结肠系膜与胃结肠韧带, 从而游离右侧横结肠(图 Ⅱ-3-10)。

6 离断副右结肠静脉

- 采取内侧入路游离横结肠系膜与胰前筋膜, 透过升结肠系膜可见到副右结肠静脉。
- 确认胃网膜右静脉汇入胃结肠静脉干的部位, 于胃网膜右静脉汇入点末梢侧离断副右结肠静脉(图 Ⅱ-3-11)。

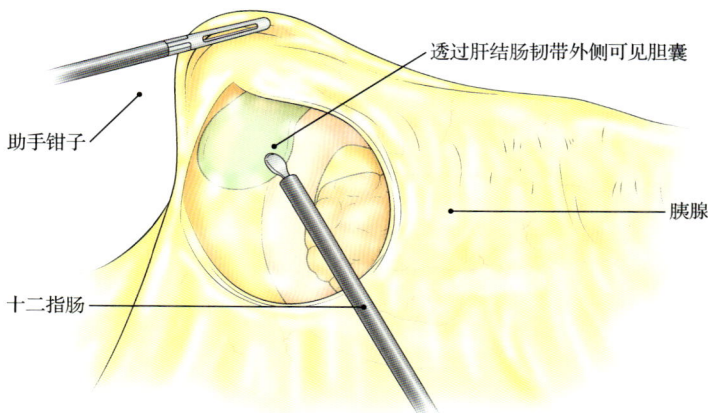

助手钳子

透过肝结肠韧带外侧可见胆囊

胰腺

十二指肠

图Ⅱ-3-9 打穿肝结肠韧带

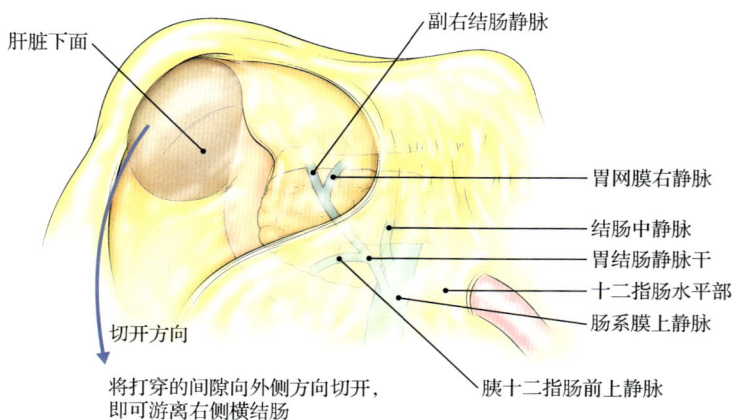

肝脏下面

副右结肠静脉

胃网膜右静脉

结肠中静脉

胃结肠静脉干

十二指肠水平部

肠系膜上静脉

胰十二指肠前上静脉

切开方向

将打穿的间隙向外侧方向切开, 即可游离右侧横结肠

图Ⅱ-3-10 游离右侧横结肠

胃网膜右静脉

胰十二指肠前上静脉

十二指肠

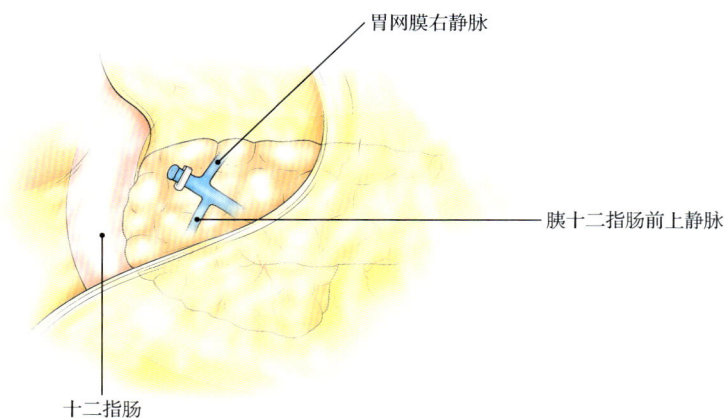

图Ⅱ-3-11 副右结肠静脉的处理

手术注意事项	助手将两把钳子插入打穿的间隙内，如果向头侧上挑过度，可导致胃结肠静脉干损伤，应引起注意。

7 进入网膜囊（自内侧、右尾侧）

● 游离横结肠系膜与胰前筋膜及胃结肠韧带后，自内侧、右尾侧进入网膜囊（图Ⅱ-3-12），然后经内侧入路，再从左尾侧进行网膜囊的操作。

手术要点	胃后壁显露，可确认进入网膜囊。

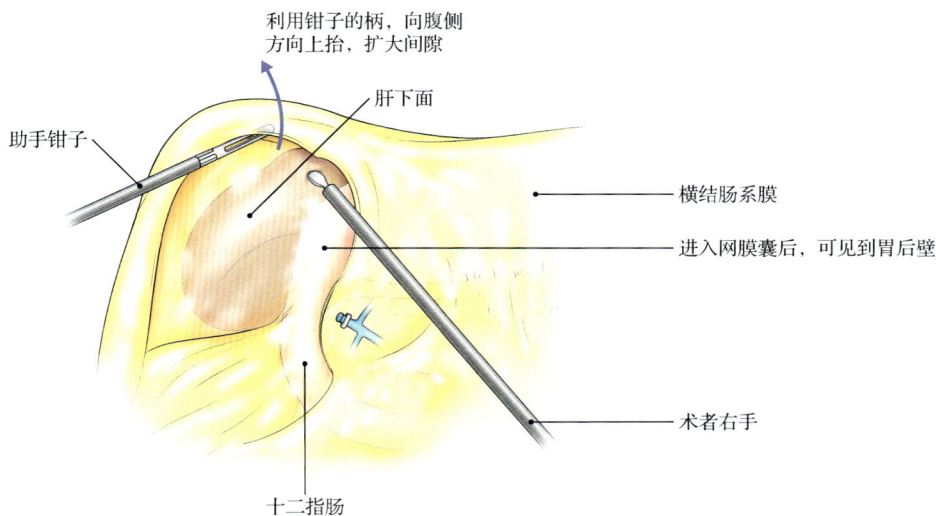

利用钳子的柄，向腹侧方向上抬，扩大间隙

肝下面

助手钳子

横结肠系膜

进入网膜囊后，可见到胃后壁

术者右手

十二指肠

图Ⅱ-3-12 自内侧、右尾侧进入网膜囊

8 进入网膜囊（自内侧、左尾侧）

●术者换位至患者右侧，助手换位至患者左侧。患者体位改为稍左侧高位，以便将向左外侧移出的小肠移动至右外侧。

●助手双手持钳将横结肠系膜如屏风状展开。以空肠起始部为标识，游离横结肠系膜，确认胰腺背侧肠系膜下静脉的汇入部位，并将此处作为胰腺下缘，切开横结肠系膜后叶，沿着头侧跨过胰腺表面，到达横结肠系膜前叶，将其切开，自内侧、左尾侧进入网膜囊（图Ⅱ–3–13）。

●此时，术者及助手应避免损伤胰腺。

●与内侧、右尾侧入路一样，要注意辨认胃后壁。

问题解答	采用内侧入路时，术野由近及远，便于手术的操作，是腹腔镜手术的有效入路。但是如果网膜囊粘连严重，手术有时也会存在困难。此时，应将横结肠向尾侧展开，改为头侧入路或外侧入路进行手术。

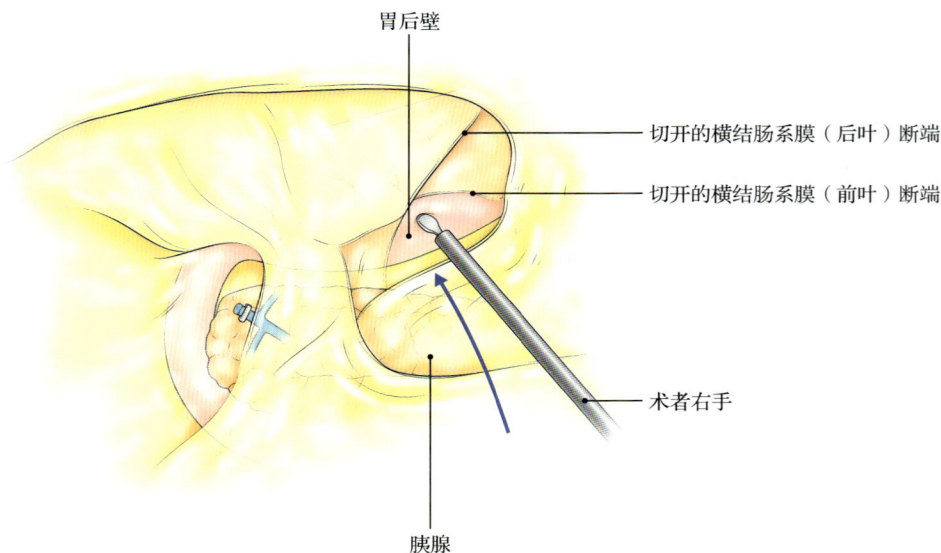

图Ⅱ–3–13 切开横结肠系膜，自内侧、左尾侧进入网膜囊

9 游离左侧横结肠

- 保持横结肠系膜如屏风状展开,将横结肠系膜前叶向外侧切开,到达脾曲。
- 在隐约可见外侧的脾脏时,将脾结肠韧带切开。
- 若继续向外侧离断胃结肠韧带,则左侧横结肠可得到充分游离(图Ⅱ-3-14)。

手术注意事项	助手持钳抓持结肠系膜或肠脂垂时,不应过度牵拉。操作时,对组织牵拉用力过猛,可能会导致脾脏损伤。

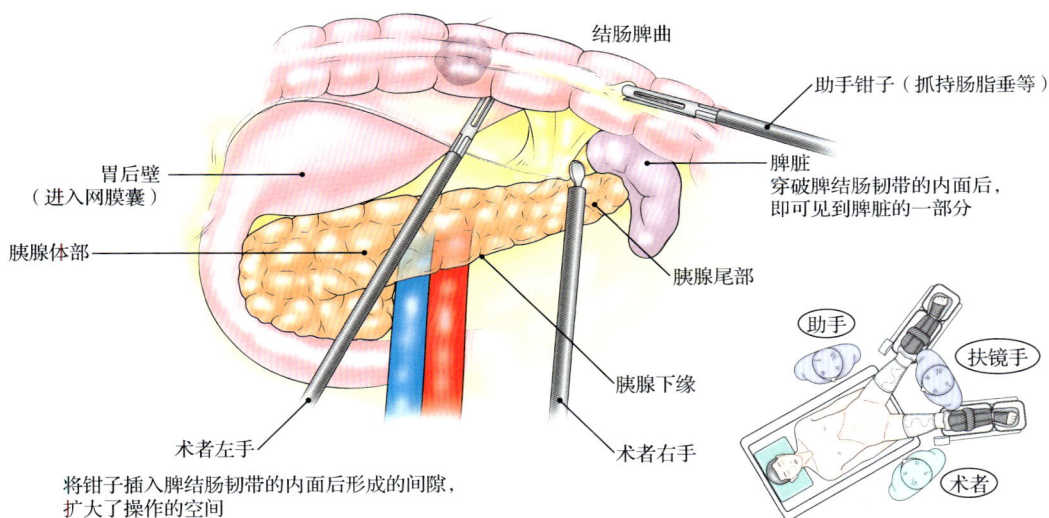

结肠脾曲

助手钳子(抓持肠脂垂等)

胃后壁
(进入网膜囊)

脾脏
穿破脾结肠韧带的内面后,
即可见到脾脏的一部分

胰腺体部

胰腺尾部

胰腺下缘

术者左手

术者右手

将钳子插入脾结肠韧带的内面后形成的间隙,
扩大了操作的空间

助手

扶镜手

术者

图Ⅱ-3-14 左侧横结肠的游离

🔟 辨认结肠中动脉根部与清扫淋巴结

● 辨认完作为游离轴心的结肠中动静脉后，要确认以胰腺下缘为中心的胰腺轮廓，充分显露肠系膜上静脉前面及肠系膜上动脉周围的神经丛及血管边缘。从脉管末梢侧向中枢侧进行淋巴结清扫即可辨认结肠中动脉根部（图Ⅱ-3-15）。

● 清楚见到结肠中动静脉根部时，即完成了该处淋巴结的清扫。

手术注意事项	● 有时结肠中静脉走行于结肠中动脉附近（尤其是背侧），因此在处理动脉时应特别注意。 ● 结肠中动脉的分支有时独立发自肠系膜上动脉，也应注意。处理脉管时，应考虑到肿瘤的位置。

11 自脐部切口拉出肠管

● 如横结肠较长，则通过上述操作完成肠管游离，肠管可经脐部切口拉出来。

● 如肠管较短或组织肥厚，估计难以从脐部拉出，则应追加对肝曲与脾曲的游离（参照其他章节）。

问题解答	● 如横结肠较长，多可保留肠系膜下静脉，但因体型等原因需要追加游离时，则于胰腺下缘离断肠系膜下静脉，同时游离降结肠。 ● 肠管难以拉出体外，其原因包括网膜体积过大或肠管太厚等。此时可再次建立气腹，在体内处理大网膜或先将近端肠管拉出来离断后，再放回腹腔，这样远端肠管就很容易被拉出来。近端肠管放回腹腔时，应防止肠系膜扭转，同时应缝合断端。

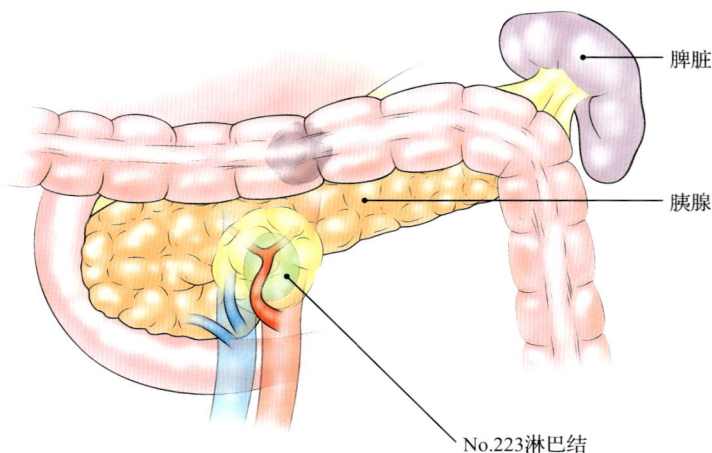

脾脏

胰腺

No.223淋巴结

图Ⅱ-3-15 辨认结肠中动脉根部与清扫淋巴结

12 体外操作（切除、重建）

● 确认肠管可被充分拉出体外以后，延长脐部切口，安装切口保护器。
● 将肠管置于治疗巾上，保证充分的肿瘤切缘，离断肠管，处理系膜，以自动闭合器行功能性端端吻合。
● 闭合线处行浆肌层缝合加强。

手术要点	体外操作时，应取出止血纱布等异物。

13 冲洗腹腔，再次建立气腹

● 将吻合后的肠管放回腹腔，再次建立气腹。
● 用生理盐水冲洗腹腔，并确认腹腔无出血、无肠液渗出及无止血纱布等异物遗留。
● 将肠管从空肠起始部向回肠末端重新排列，确认无肠管或肠系膜扭转、吻合口无张力。原则上不放置腹腔引流。

14 关腹

● 确认拔除穿刺器后切口无出血，终止气腹。皮内缝合，贴创口贴，结束手术。

术后复查

● 术后行 X 线检查，确保无异物残留。
● 横结肠被切除后，由于肠管自由度高，容易产生张力，有时可因水肿导致肠腔狭窄。因此，术后通过体格检查及影像学检查充分确认肠管恢复蠕动与肛门排气后，再决定恢复进食的时间。

参考文献

［1］大腸癌研究会編：大腸癌治療ガイドライン医師用 2014 年版. 金原出版，2014; p54.
［2］Akiyoshi T, et al: Short-Term Outcomes of Laparoscopic Colectomy for Transverse Colon Cancer. J Gastrointest Surg 2010; 14: 818-23.
［3］Nagata J, et al: Colonic Marking with Near-Infrared, Light-Emitting, Diode-Activated Indocyanine Green for Laparoscopic Colorectal Surgery. Dis Colon Rectum. 2016; 59（2）: e14-8.

4 左半结肠切除术

坂综合病院外科　**高津有纪子**
癌研有明医院消化中心大肠外科　**福冈宏伦、秋吉高志**

适应证

适应证为位于横结肠左侧至降结肠的结肠癌。

术前必须确认的事项

● 利用钡灌肠造影、肠镜判断肿瘤的部位，如为早期癌，则在病变附近进行点墨标记。

● 术前利用多排螺旋 CT（MDCT）充分把握血管的走行。

穿刺孔的位置与术者、助手的站位（图Ⅱ-4-1）

穿刺孔的位置

采用五孔法。在脐部留置 12mm 的观察孔；在腹直肌两侧外缘分别置入 2 个穿刺器。

体位

开始为头低位，游离脾曲时采用水平位，且左侧上抬。

站位

术者站于患者右侧，助手站于患者左侧，扶镜手站于术者左侧，显示器置于患者左足处。进行脾曲操作时，助手换位至患者两腿之间，扶镜手换位至术者右后侧，显示器移至患者左侧。

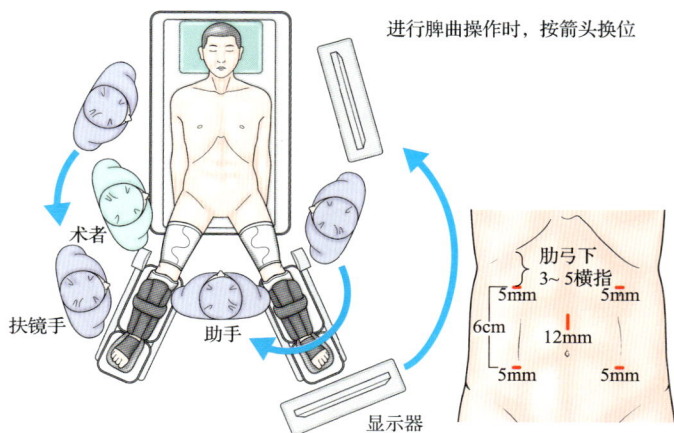

图Ⅱ-4-1 穿刺孔的位置与术者、助手的站位

手术要点	与乙状结肠切除相比，右侧穿刺孔应偏头侧，否则钳子够不到脾曲。因此，右上腹的 5mm 穿刺器位于肋弓下方 3~5cm，再向尾侧移约 6cm 处置入另一个 5mm 的穿刺器。

手术步骤

1 经内侧入路游离

2 No.253 淋巴结的清扫及结肠左动脉的处理

3 肠系膜下静脉中枢侧的处理

4 胰腺与横结肠系膜的游离

5 横结肠系膜前叶的离断

6 降结肠系膜外侧的离断

7 横结肠至脾曲的游离

8 结肠中动脉左支的离断

9 体外操作

手术技巧

1 经内侧入路游离

● 经内侧入路将肠系膜下动脉背侧自后腹膜游离（图Ⅱ-4-2）。

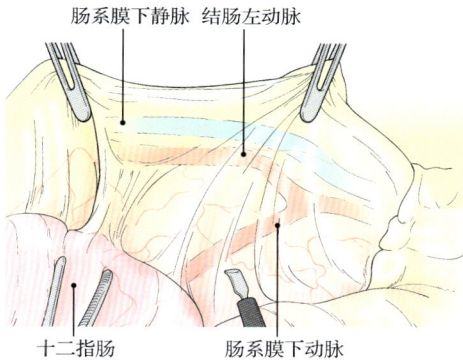

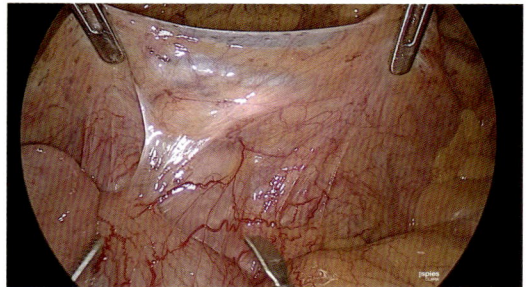

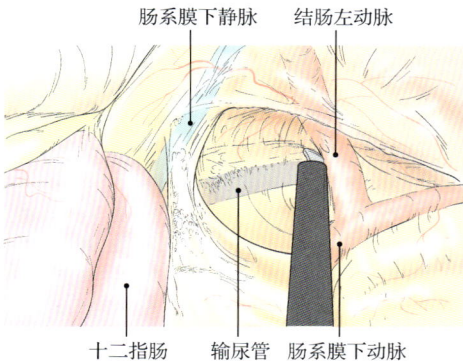

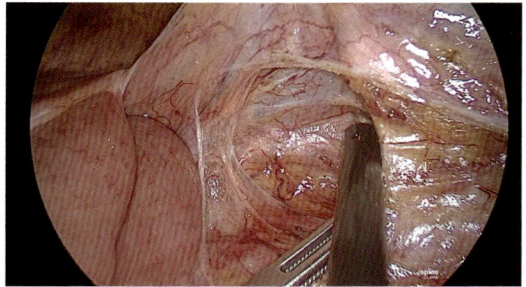

肠系膜下静脉　结肠左动脉

十二指肠　　　　肠系膜下动脉

肠系膜下静脉　　结肠左动脉

十二指肠　输尿管　肠系膜下动脉

图Ⅱ-4-2 内侧入路

2 No.253 淋巴结的清扫及结肠左动脉的处理

- 将结肠左动脉自肠系膜下动脉显露,清扫 No.253 淋巴结,并于结肠左动脉根部离断(图Ⅱ-4-3)。
- 结肠左动脉与肠系膜下静脉伴行,故可于同一水平线处理肠系膜下静脉的末梢侧(图Ⅱ-4-4)。

手术要点	助手左手持钳抓住肠系膜下动脉,并向腹侧上提,确保肠系膜下动脉背侧的空间;右手持钳将自肠系膜下动脉剥离的结肠系膜轻轻向腹侧上提。

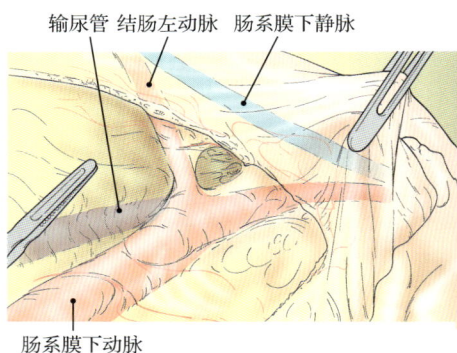

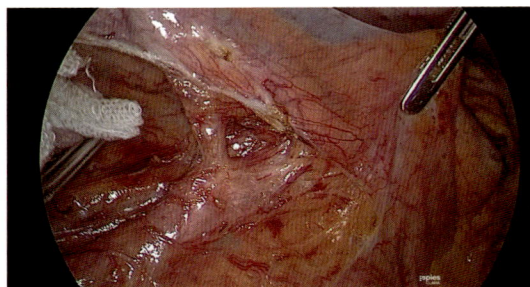

输尿管 结肠左动脉 肠系膜下静脉

肠系膜下动脉

图Ⅱ-4-3 结肠左动脉的处理

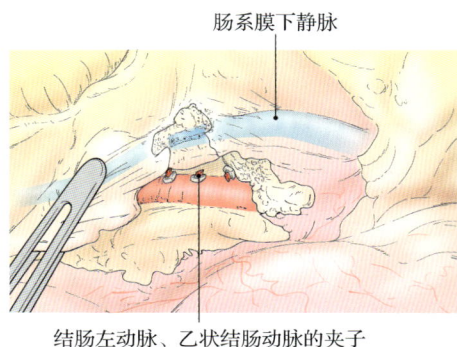

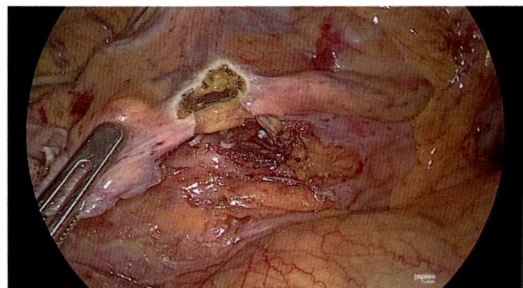

肠系膜下静脉

结肠左动脉、乙状结肠动脉的夹子

图Ⅱ-4-4 肠系膜下静脉(末梢侧)的处理

3 肠系膜下静脉中枢侧的处理

- 于 Gerota 筋膜前叶与降结肠系膜之间游离,并向头侧、外侧推进(图Ⅱ-4-5)。
- 于胰腺下缘将肠系膜下静脉中枢侧离断(图Ⅱ-4-6)。

手术诀窍	患者采取水平体位,左侧抬高,助手换位至患者两腿之间。

手术要点	助手的左手持钳抓住降结肠系膜的断端,向腹侧上提,将降结肠系膜背侧展开;右手持钳推开小肠,或抓住横结肠系膜和横结肠肠脂垂,将大网膜与横结肠推向头侧。Gerota 筋膜与降结肠系膜之间粘连紧密,游离层容易进入后腹膜侧,术者务必要注意。

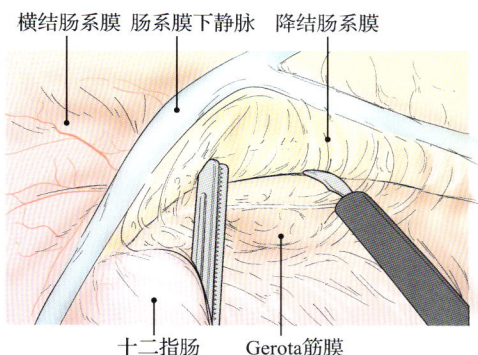

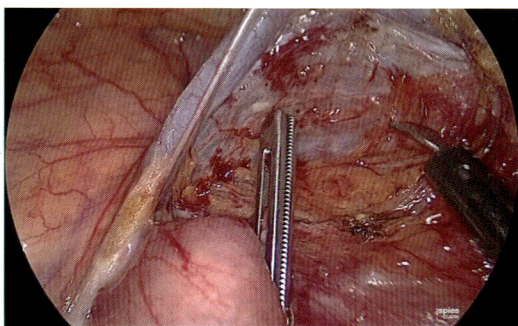

横结肠系膜　肠系膜下静脉　降结肠系膜

十二指肠　　Gerota筋膜

图Ⅱ-4-5 肠系膜下静脉背侧的游离

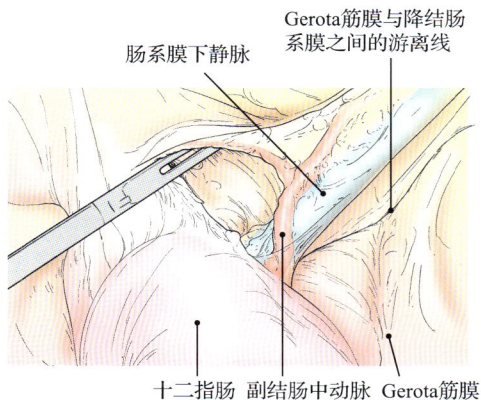

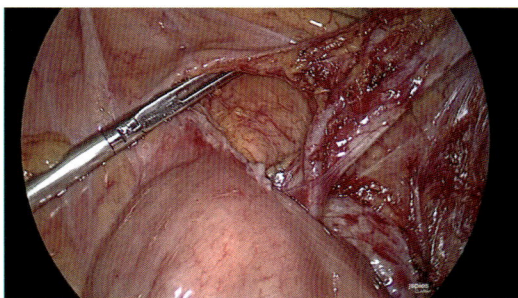

肠系膜下静脉　　Gerota筋膜与降结肠系膜之间的游离线

十二指肠　副结肠中动脉　Gerota筋膜

图Ⅱ-4-6 肠系膜下静脉(中枢侧)的处理(副结肠中动脉伴行)

4 胰腺与横结肠系膜的游离

● 在 Gerota 筋膜前叶与降结肠系膜之间继续向头侧游离,即可确认胰腺。

● 分离胰腺与横结肠系膜,将胰腺保留于背侧(图Ⅱ–4–7)。

手术诀窍	Gerota 筋膜与降结肠系膜之间的游离,如一直向头侧推进,则容易进入胰腺后面;以肠系膜下静脉断端、Treitz 韧带左侧为起点进行游离,则容易进入胰腺前面。

手术要点	助手的左手持钳将降结肠系膜的断端向腹侧上提,右手持钳将横结肠系膜向腹侧头侧上提(将横结肠系膜与降结肠系膜如"Ⅴ"字形展开),从而展开游离层。

肠系膜下静脉(中枢侧)处理后的夹子

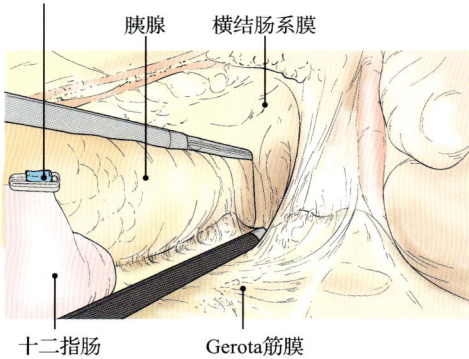

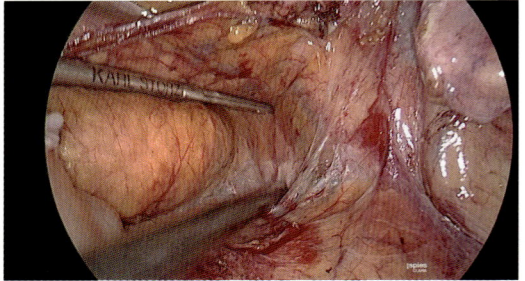

胰腺　　横结肠系膜

十二指肠　　Gerota筋膜

图Ⅱ–4–7　胰腺与横结肠系膜的游离

5 **横结肠系膜前叶的离断**

- 切断横结肠系膜前叶，进入网膜囊（图Ⅱ-4-8）。
- 向脾曲方向离断横结肠系膜前叶至可及的范围内。

手术诀窍	当胃与横结肠系膜粘连引起网膜囊闭锁时，如尾侧入路难以进入网膜囊，则可改为头侧入路。

手术要点	助手的右手持钳将横结肠系膜上提，以扩大网膜囊的空间。开放网膜囊后，助手的右手持钳插入网膜囊内，左手持钳以"八"字形插入降结肠系膜背侧，并向腹侧展开。由于横结肠系膜前叶多有细小血管走行，所以要以超声刀止血、离断。

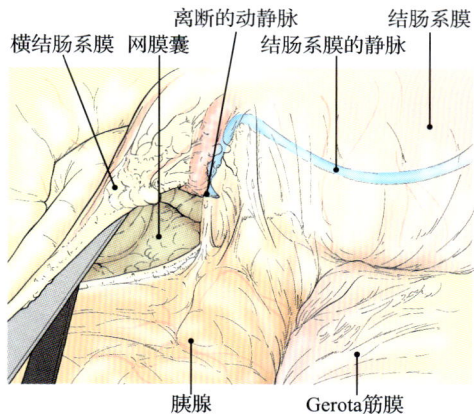

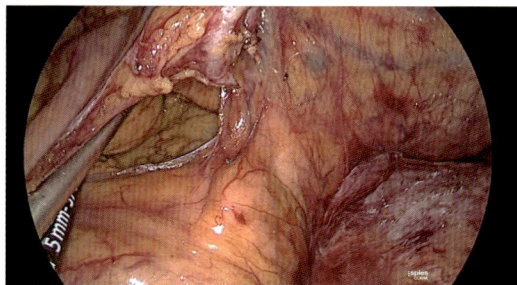

图Ⅱ-4-8 横结肠系膜前叶的离断

6 降结肠系膜外侧的离断

●朝脾曲方向游离,离断降结肠系膜外侧(图Ⅱ–4–9)。

手术诀窍	应意识到在脾曲处,结肠的走行弯曲,离断应沿着结肠进行。

手术要点	助手的左手持钳抓住离断线的对侧;右手持钳推开大网膜或轻轻牵拉降结肠与横结肠的内侧。牵拉过于用力时,可导致脾脏被膜撕裂,故不应勉强。

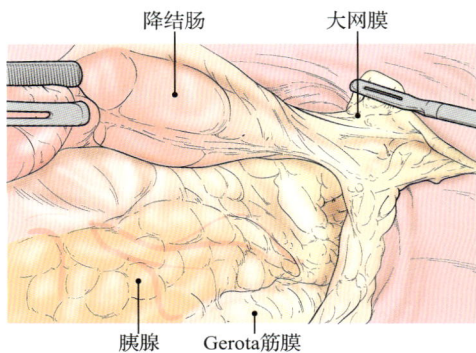

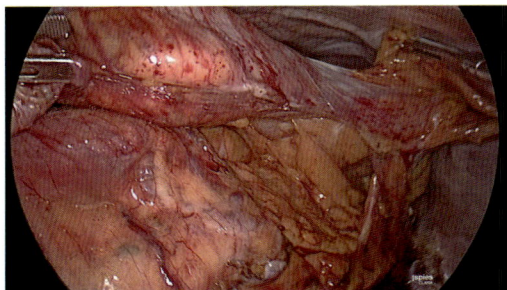

降结肠　　大网膜

胰腺　Gerota筋膜

图Ⅱ–4–9 降结肠系膜外侧的离断

7 横结肠至脾曲的游离

- 在横结肠中部附近切开大网膜,进入网膜囊,并向脾曲方向离断大网膜(图Ⅱ-4-10)。
- 同时,经内侧入路进入网膜囊,离断横结肠系膜前叶,最终保留脾结肠韧带(图Ⅱ-4-11)。

手术诀窍	对于不必切除大网膜的病例,与靠近胃网膜右动静脉处切断大网膜相比,靠近横结肠附着处切断大网膜更容易获取标本。

手术要点	助手右手持钳将包含胃网膜右动静脉在内的大网膜向腹侧、头侧牵拉,左手持钳将大网膜向腹侧、尾侧牵拉。

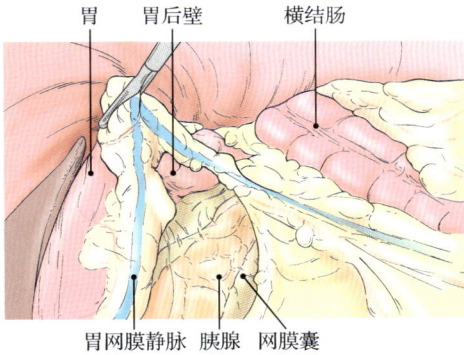

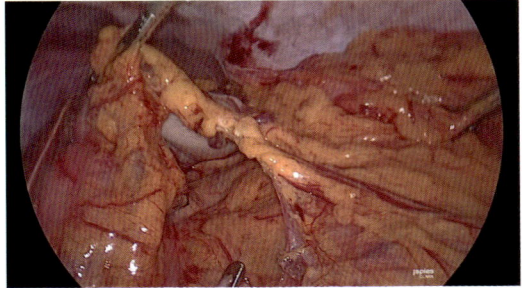

胃　胃后壁　横结肠

胃网膜静脉　胰腺　网膜囊

图Ⅱ-4-10 切开大网膜

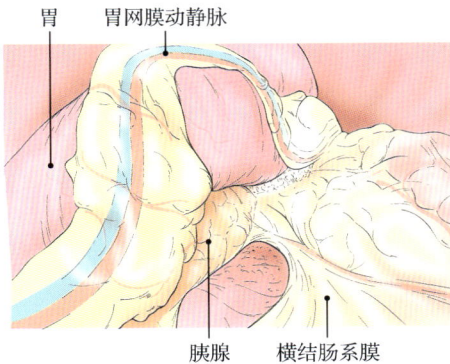

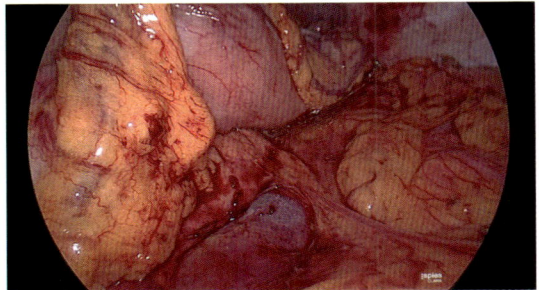

胃　胃网膜动静脉

胰腺　横结肠系膜

图Ⅱ-4-11 切开横结肠系膜前叶

8 结肠中动脉左支的离断

● 于胰腺下缘将结肠中动脉左支夹闭后离断（图Ⅱ-4-12）。

手术要点	助手双手持钳将横结肠系膜向腹侧、头侧屏风状展开。

9 体外操作

● 延长脐部切口，取出包含肿瘤在内的肠管，离断肠管，去除标本。行功能性端端吻合。

● 再次建立气腹，并确认肠管无扭转、吻合口无张力、小肠系膜未钻入吻合口后方，最后关腹。原则上不放置引流管。

手术要点	如结肠游离不充分或横结肠过短，则可能导致吻合口有张力或结肠压迫背侧的空肠起始部。因此，应进行充分游离，部分病例需游离右半结肠。

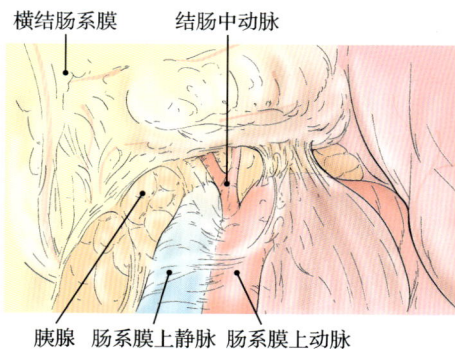

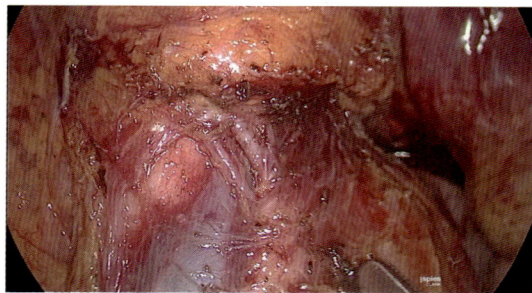

图Ⅱ-4-12　结肠中动脉（左支）的离断

5 乙状结肠切除术

癌研有明医院消化中心大肠外科　**福田雄三、福冈宏伦、上野雅资**

适应证

● 乙状结肠切除术是开展最多的大肠癌手术。在癌研有明医院，无论是不适合内镜治疗的早期癌还是进展期癌，几乎所有的乙状结肠癌，都行腹腔镜手术。

● 乙状结肠切除术的病例具有多样化的特征。有严重粘连的病例，有结肠走行异常的病例，有乙状结肠冗长或过短需要游离脾曲的病例，有时还会碰到其他高难度病例，因此应引起注意。

术前检查

● 通过内镜检查明确肿瘤的病变部位、预测肿瘤的浸润深度、检查有无狭窄、梗阻，于肿瘤附近进行点墨标记。

● 通过钡灌肠造影确认乙状结肠的长度与肿瘤的部位。

● 通过 CT 检查了解肿瘤的部位、预测肿瘤的浸润深度，明确有无淋巴结转移或远处转移。

手术步骤

1 置入穿刺器，观察腹腔
2 乙状结肠系膜的处理
3 乙状结肠系膜的游离
4 肠系膜下动脉背侧的游离
5 肠系膜下动脉腹侧的游离
6 肠系膜下动脉的显露、离断
7 肠系膜下静脉的显露、离断
8 乙状结肠系膜背侧的游离
9 乙状结肠、降结肠外侧的游离

10 直肠乙状结肠部（Rs）系膜的游离
11 结肠系膜肛门侧切缘的设定及直肠上动静脉的处理
12 肛门侧肠管的离断
13 建立辅助切口，体外操作处理近侧肠系膜，离断近侧肠管
14 吻合
15 关闭创口

手术技巧

1 置入穿刺器,观察腹腔

- 于脐部置入 12mm 的穿刺器,作为观察孔。同时确认腹腔内有无粘连、肝转移、腹腔种植转移及腹水。
- 然后,于右下腹置入 12mm 的穿刺器,于右侧腹、左下腹、左侧腹分别置入 5mm 的穿刺器。

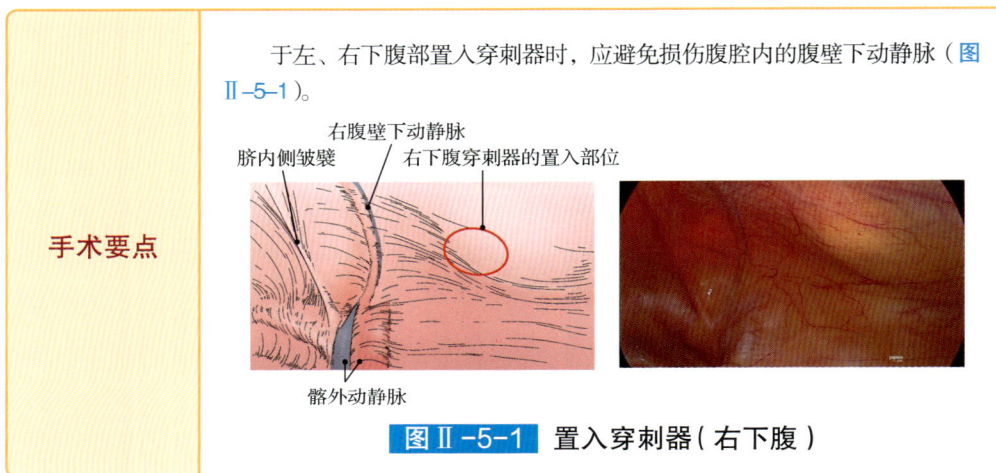

<table>
<tr><td>**手术要点**</td><td>于左、右下腹部置入穿刺器时,应避免损伤腹腔内的腹壁下动静脉(图Ⅱ-5-1)。

右腹壁下动静脉
脐内侧皱襞　右下腹穿刺器的置入部位

髂外动静脉

图Ⅱ-5-1 置入穿刺器(右下腹)</td></tr>
</table>

2 乙状结肠系膜的处理

- 采用头低位,将小肠推向头侧和右侧,显露乙状结肠系膜。此时,确认十二指肠水平部和肠系膜下动脉根部的位置。
- 助手双手持肠钳,左手钳子牵拉肠系膜下动脉的血管蒂,右手钳子抓持直肠系膜的右侧。
- 将直肠系膜从垂直向偏左方向展开。
- 术者用电刀于骶岬偏头侧处开始打开系膜(图Ⅱ-5-2)。

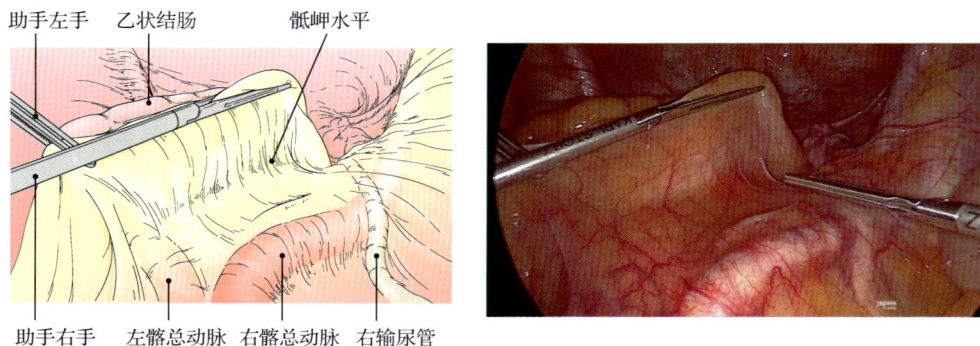

助手左手　乙状结肠　骶岬水平

助手右手　左髂总动脉　右髂总动脉　右输尿管

图Ⅱ-5-2 乙状结肠系膜的处理

手术要点	在适当的位置切开腹膜，空气进入后，即可见到疏松的组织间隙。

3 乙状结肠系膜的游离

- 术者用左手保护腹下神经,并游离其与乙状结肠系膜之间的疏松结缔组织(图Ⅱ-5-3)。
- 随着游离的进行,助手调整牵拉力度,进而维持切开部位的足够张力。

4 肠系膜下动脉背侧的游离

- 助手减少右手的牵拉力度,用左手的钳子将肠系膜向头侧牵拉,进而展开肠系膜下动脉背侧的间隙。
- 见到左侧输尿管后,将其推向背侧,并沿其上的疏松结缔组织进行游离。

手术要点	术者左手用钳子，右手用电刀，正确展开游离层面。

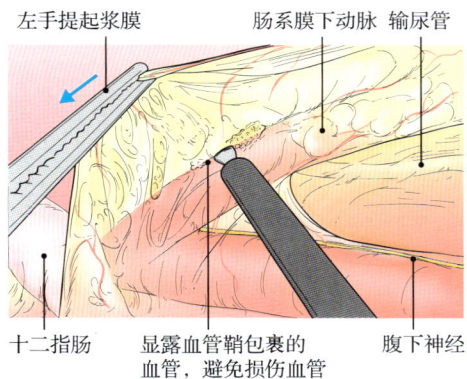

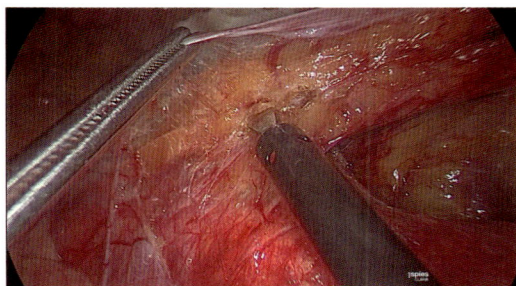

左手提起浆膜　　肠系膜下动脉　输尿管

十二指肠　　显露血管鞘包裹的　　腹下神经
　　　　　　血管，避免损伤血管

图Ⅱ-5-3　乙状结肠系膜的游离

5 肠系膜下动脉腹侧的游离

● 决定清扫的上缘。

● 术者左手提起肠系膜下动脉腹侧的组织,逐步更换提拉位置,离断肠系膜下动脉左侧的结缔组织(图Ⅱ–5–4)。

6 肠系膜下动脉的显露、离断

● 对肠系膜下动脉的背侧、腹侧进行游离后,离断包绕在肠系膜下动脉周围的神经,显露肠系膜下动脉。

● 用马里兰钳分离肠系膜下动脉,确保有充分空间上血管夹后,头侧与尾侧分别夹上夹子(图Ⅱ–5–5),两枚夹子之间以超声刀离断。

肠系膜下动脉

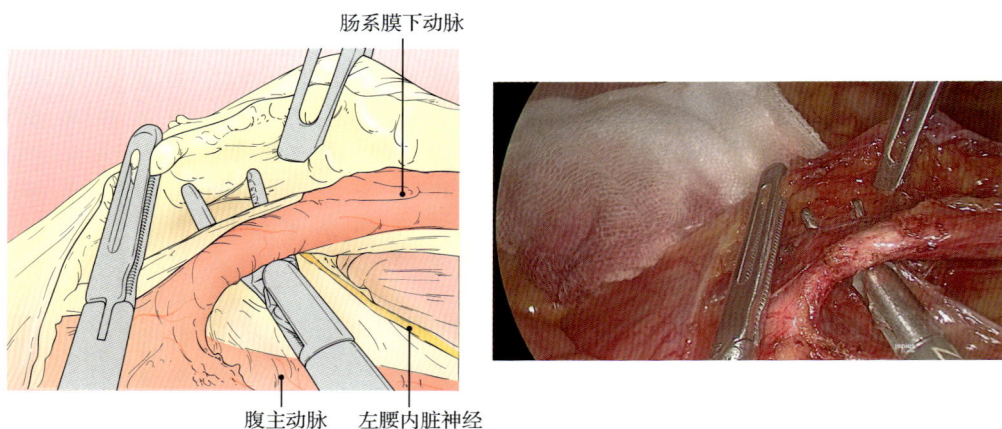

腹主动脉　　左腰内脏神经

图Ⅱ–5–4 肠系膜下动脉腹侧的游离

肠系膜下动脉　左腰内脏神经

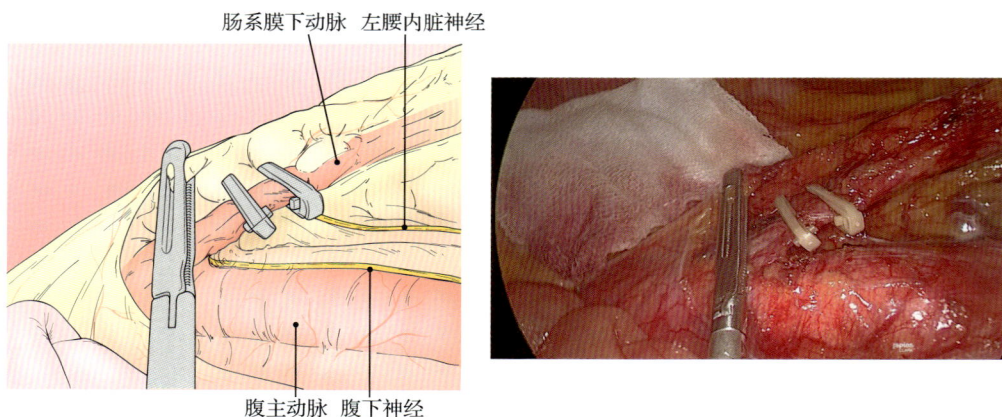

腹主动脉　腹下神经

图Ⅱ–5–5 肠系膜下动脉的离断

7 肠系膜下静脉的显露、离断

● 于肠系膜下动脉离断的水平处,先离断左侧腰内脏神经的结肠支(图Ⅱ-5-6),再游离肠系膜,即可确认肠系膜下静脉、结肠左动脉(图Ⅱ-5-7)。

● 通常,肠系膜下静脉多与结肠左动脉伴行,如有可能,可分别夹上夹子后离断,有时也可一并夹上夹子。

肠系膜下动脉的夹子

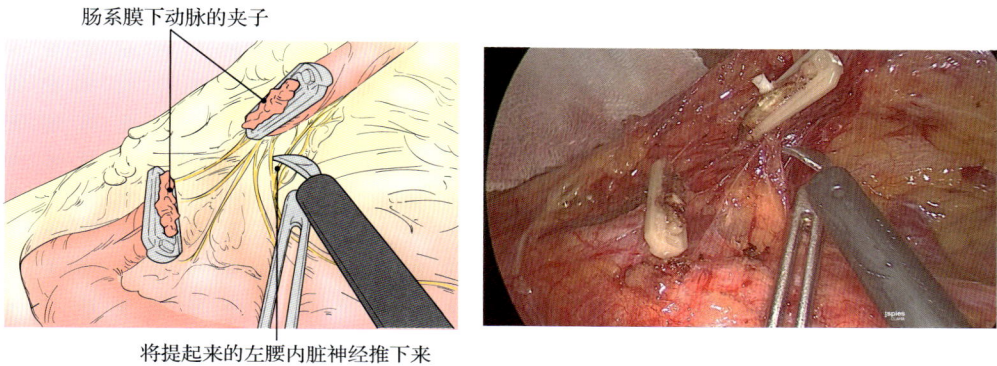

将提起来的左腰内脏神经推下来

图Ⅱ-5-6 左腰内脏神经结肠支的离断

肠系膜下静脉　结肠左动脉

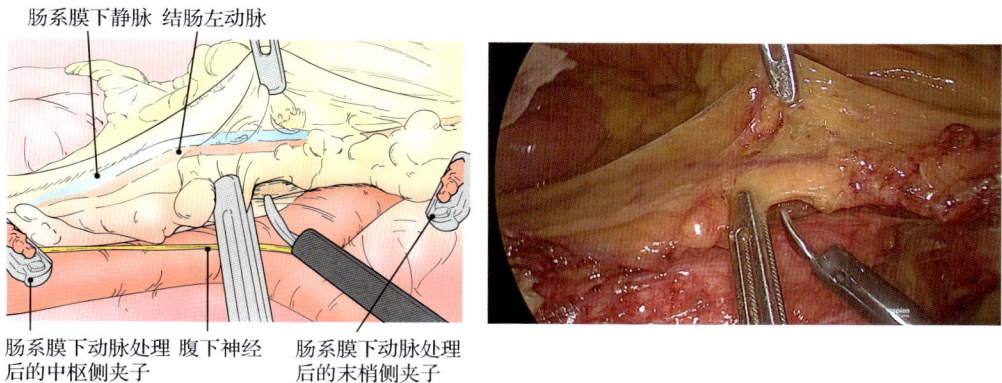

肠系膜下动脉处理
后的中枢侧夹子　　腹下神经　　肠系膜下动脉处理
后的末梢侧夹子

图Ⅱ-5-7 肠系膜下静脉的显露

8 乙状结肠系膜背侧的游离

- 助手的左手持钳提起肠系膜下动脉的断端,右手持钳提起肠系膜的断端,并向腹侧展开。
- 将左输尿管保留于背侧,辨认性腺动静脉,将其推向背侧,在其上方进行游离。

9 乙状结肠、降结肠外侧的游离

- 术者左手持手术器械抓住乙状结肠的脂肪,将结肠向内侧、腹侧牵拉(翻页状),此时形成一白线,沿白线切开腹膜(图Ⅱ-5-8)。
- 分别向头侧、尾侧切开腹膜,与先前内侧入路形成的层面打通。

手术要点	手术时,因乙状结肠后方存在左输尿管及左髂总动脉,故术者的左手应适当上提,避免手术刀进入后腹膜侧。

10 直肠乙状结肠部(Rs)系膜的游离

- 确认左右腹下神经的分支,在两者之间切开腹下神经前筋膜,即进入所谓的 B 层(图Ⅱ-5-9)。

降结肠　肠系膜的脂肪

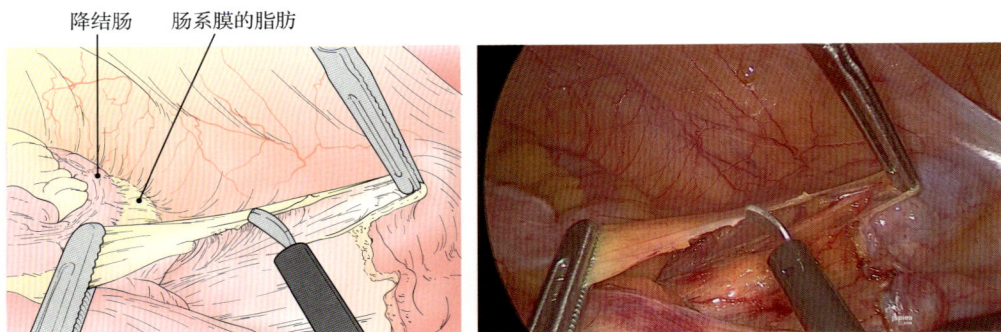

图Ⅱ-5-8　乙状结肠、降结肠外侧的游离

11 结肠系膜肛门侧切缘的设定及直肠上动静脉的处理

● 利用点墨标记等方法确认肿瘤的位置,保证预留足够切缘,设定肛门侧的切缘。

● 助手右手持钳提起预定离断处附近的脂肪,左手持钳提起肠系膜,呈屏风状展开,术者从直肠系膜右侧离断系膜,显露肠管(图Ⅱ-5-10)。

● 辨认双侧直肠上动静脉,用超声刀予以离断。

左支　右支

髂总动脉　腹下神经　骶岬角

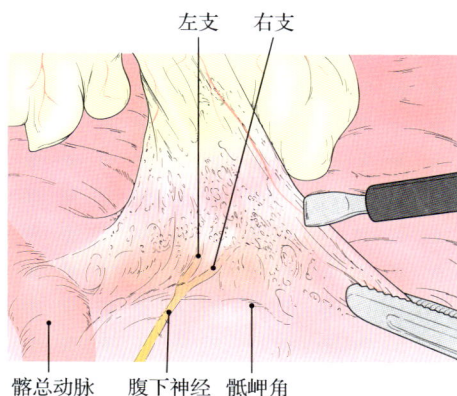

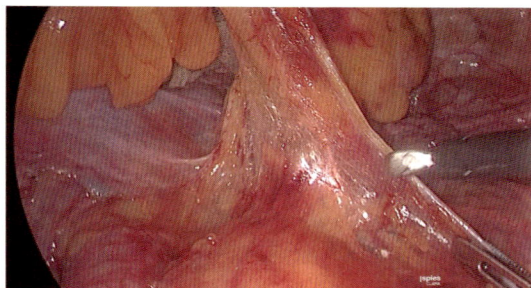

图Ⅱ-5-9 直肠乙状结肠部(Rs)系膜的游离

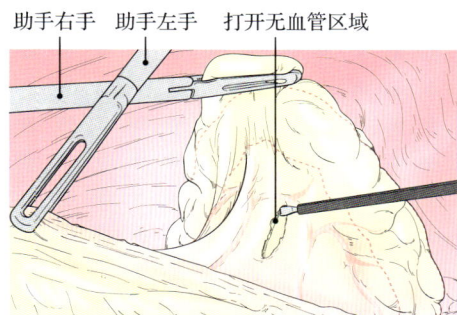

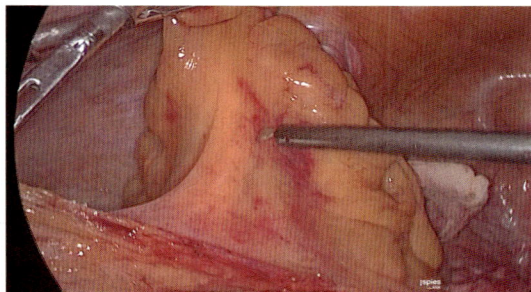

助手右手　助手左手　打开无血管区域

图Ⅱ-5-10 结肠系膜肛门侧切缘的设定

12 肛门侧肠管的离断

- 夹闭肠管,从肛门注入含聚烯吡酮碘的生理盐水(约 2L),行直肠内冲洗后,于肠管夹远侧以自动闭合器离断肠管(图Ⅱ-5-11)。
- 确认远侧断端无出血、成钉良好。

13 建立辅助切口,体外操作处理近侧肠系膜,离断近侧肠管

- 肠系膜的近侧断端以肠钳抓住后,终止气腹。
- 延长脐部切口作为辅助切口,安装切口保护器,将前面抓持的肠系膜近侧断端以 Allis 钳夹住,拉出体外。
- 设定近侧切缘,处理肠系膜。
- 术者与助手确认近侧肠管的离断部位,并进行离断。
- 离断肠管后,置入钉砧头,将肠管放回腹腔。立即确认摘除标本的垂直切缘与环周切缘。

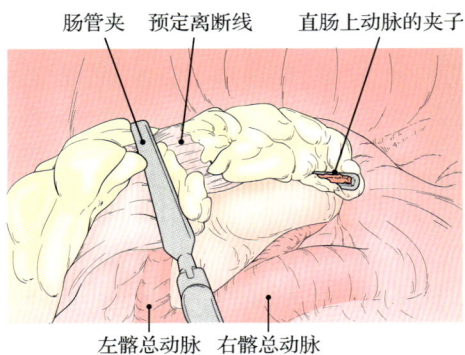

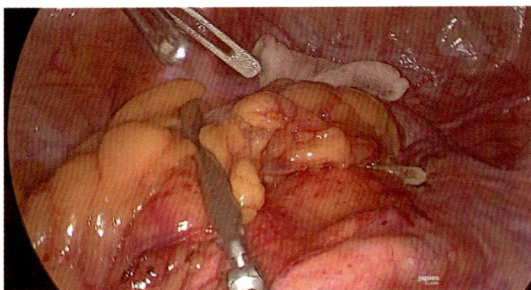

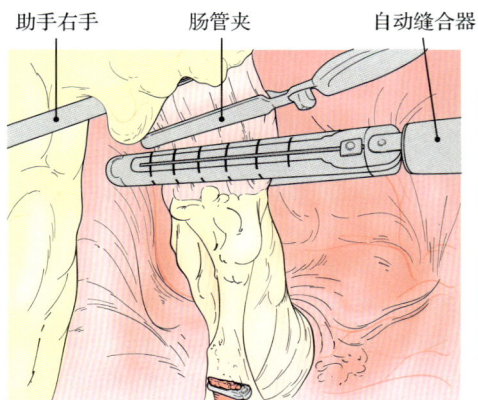

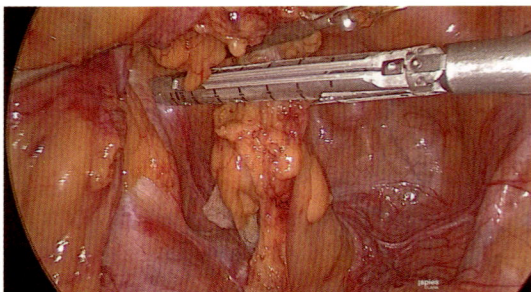

肠管夹　预定离断线　直肠上动脉的夹子

左髂总动脉　右髂总动脉

助手右手　　肠管夹　　　自动缝合器

图Ⅱ-5-11　肛门侧肠管的离断

14 吻合

- 从肛门插入管型吻合器,如有可能,于闭合线背侧穿出中心杆,与近端肠管置入的钉砧头对接。
- 一边感受肠管厚度,一边徐徐旋紧吻合器,用双吻合技术(double stapling technique, DST)进行吻合。此时,务必取出吻合切割环,确认近端、远侧肠管是否全层、全周钉合良好。
- "猫耳朵"及钉合线交汇处以可吸收线加强。

15 关闭创口

- 右下腹 12mm 的穿刺孔,以 Endoclose™ 针缝合,加强腹壁。
- 拔除穿刺器,确认无出血后,终止气腹。
- 间断缝合脐部切口的腹膜与腹直肌鞘后,以生理盐水冲洗所有伤口,行腹膜前间隙局部麻醉。
- 皮肤以 4–0 可吸收线行间断皮内缝合,关闭创口。

术后处理

- 术后第 1、3、5、7 天,验血、行胸腹部 X 线检查。
- 根据癌研有明医院的临床路径,术后第 1 天开始进食流质食物,术后第 2 天开始进食五分粥,术后第 4 天可以进食全粥。如无问题,1 周左右可出院。

Ⅲ. 直肠癌手术

1. 低位前切除术
2. 括约肌间切除术
3. 预防性回肠造口及其回纳
4. 腹会阴联合切除术
5. 侧方淋巴结清扫
6. 腹腔镜下全盆腔脏器切除

1 低位前切除术

癌研有明医院消化中心大肠外科　**小西　毅**

适应证

- 采用双吻合技术（double stapler technique，DST）重建保肛手术的条件是：① 肿瘤下缘位于肛管口侧；② 肛提肌无浸润；③ 术前肛门功能、日常生活能力（ADL）完好；④ DST切除能保证足够的远端切缘。以上是保肛手术的前提条件。

- 仔细分析术前影像学资料（尤其是MRI），确认肿瘤的浸润范围不贴近全直肠系膜切除（total mesorectal excision，TME）的游离线，并具有足够的环周切缘（circumferential resection margin，CRM）。

- 关于腹腔镜手术治疗直肠癌的安全性（包括远期效果），已陆续得到国外大量临床研究的证实，在日本，不少单位也已把适应证扩大至进展期直肠癌，但日本指南仍把它作为安全性尚未确立的研究性治疗看待。因此，应根据本单位与术者的技术来确定适应证。

- 在癌研有明医院，起初曾经把直径超过6cm的巨大肿瘤、伴随周围浸润的肿瘤排除在腹腔镜手术的适应证之外，但随着技术的进步，如今本院对腹腔镜手术的适应证已不设限，全部病例均可行腹腔镜手术。

- 在癌研有明医院，对于肿瘤下缘位于腹膜反折以下的、T3期以上的低位直肠癌，为控制其局部复发，在术前行放化疗。

术前检查

- 通过胸腹部CT评估肿瘤有无远处转移。

- 盆腔MRI是必查项目。除正确判断肿瘤的浸润深度、浸润范围以外，还可评估直肠淋巴结与侧方淋巴结有无肿大。

- 通过术前直肠指检把握肛门括约肌上缘与肿瘤下缘的位置关系，并根据肿瘤的部位及活动度，确认有无周围脏器的浸润。另外，嘱咐患者收缩肛门，进而把握肛门括约肌的功能。

- 如术前内镜发现肉眼类型为Ⅲ、Ⅳ期的浸润性癌，或活检发现分化程度较低的癌，则远侧浸润范围可能超出肉眼所见，应放弃保肛。

手术步骤（腹腔镜低位前切除术）

1 体位,布局

2 置入穿刺器

3 内侧入路游离后腹膜,处理肠系膜下动脉,游离乙状结肠系膜

4 直肠后腔的开放与游离

5 盆腔神经丛的确认与游离

6 前壁的游离

7 精囊的确认,神经血管束的确认与游离

8 左右肛提肌的显露

9 直肠尾骨肌的离断

10 肿瘤特异性直肠系膜切除法(tumor specific mesorectal excision)处理直肠系膜

11 夹闭肠管,冲洗肠腔

12 离断直肠

13 建立辅助切口,体外操作离断近侧断端,置入钉砧头

14 重建气腹,DST 吻合

15 留置引流管

手术技巧

1 体位,布局

● 患者全身麻醉下,安装脚架,取截石位(图Ⅲ-1-1)。

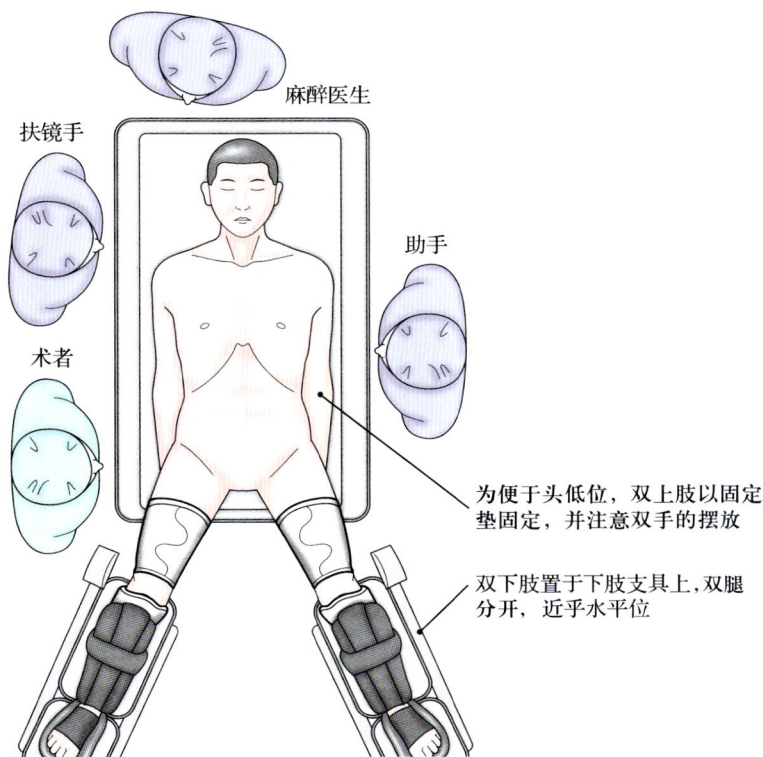

麻醉医生

扶镜手

助手

术者

为便于头低位，双上肢以固定垫固定，并注意双手的摆放

双下肢置于下肢支具上,双腿分开，近乎水平位

图Ⅲ-1-1 体位

● 脚架压迫小腿局部可导致腓总神经麻痹,故应使整个小腿承重。另外,安装间歇性下肢按摩装置,防止深静脉血栓的形成。

● 摆放下肢时,为避免影响手术钳的操作,应使髋关节轻度内旋,且大腿保持水平。

● 如有行括约肌间切除术(intersphincteric resection, ISR)的可能,为便于进行肛门部位的操作,应使臀部稍稍超出手术台的台面。

● 利用固定垫(magic bed),术前取充分头低位,确认患者身体不会滑落。另外,如有需要游离脾曲的可能,则可能需要取右侧低位,故右侧应放置固定器具。

● 全身麻醉下,再次行直肠指检,充分把握肿瘤与肛管的位置关系。为便于DST时吻合器的插入,应充分扩肛。

手术注意事项	● 头低位是通过肩部固定实现的,双上肢外旋状态下,可能导致臂丛损伤。故在癌研有明医院,采用双上肢紧贴躯干的体位。 ● 处理肠系膜下动脉根部及其之前的操作可能需要充分头低位;到盆腔操作阶段,则改为轻度头低位,使小肠滑出盆腔即可。要避免长时间采用过度的头低位。

2 置入穿刺器

● 采用五孔法,左右各穿刺两个操作孔,脐部穿刺一个观察孔(图Ⅲ-1-2)。

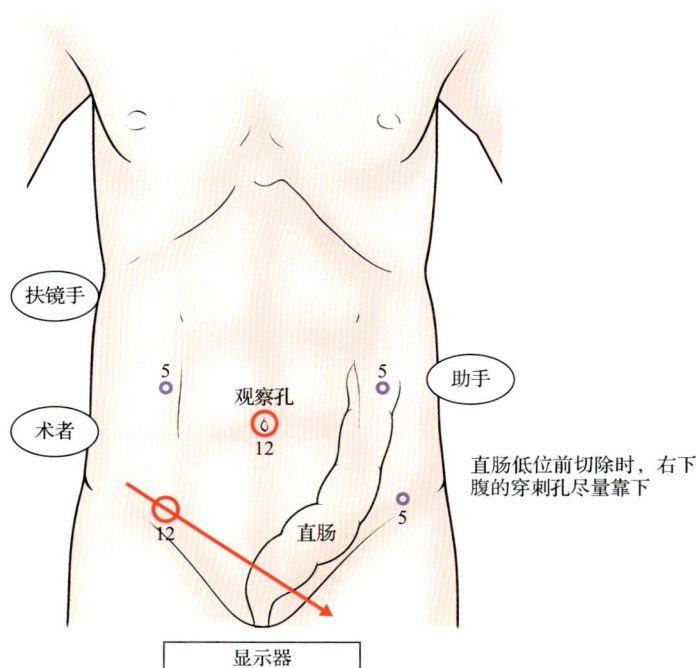

扶镜手

5

观察孔

5

助手

术者

12

直肠低位前切除时,右下腹的穿刺孔尽量靠下

12

直肠

5

显示器

图Ⅲ-1-2 穿刺器位置及大小

● 为便于离断时闭合器的置入，右下腹采用 12mm 的穿刺器。

手术要点	由于需要通过右下腹 12mm 的穿刺器在低位离断直肠，为避免损伤腹壁下动脉，故穿刺位置尽量偏下，以便于直肠离断。

3 内侧入路游离后腹膜，处理肠系膜下动脉，游离乙状结肠系膜

● 与乙状结肠切除术相同，请参照第 49 页。

● 对于 Rs、Ra 直肠癌，都是在肠系膜下动脉根部进行处理；对于 Rb 直肠癌，为保证断端血供，需保留结肠左动脉。

手术注意事项	在肠系膜下动脉根部进行离断的病例中，处理结肠左动脉时，如向外侧切除太多，就会损伤边缘动脉的血管，导致整个乙状结肠缺血。因此，应牢记沿肠系膜下动脉主干进行处理（图Ⅲ-1-3）。

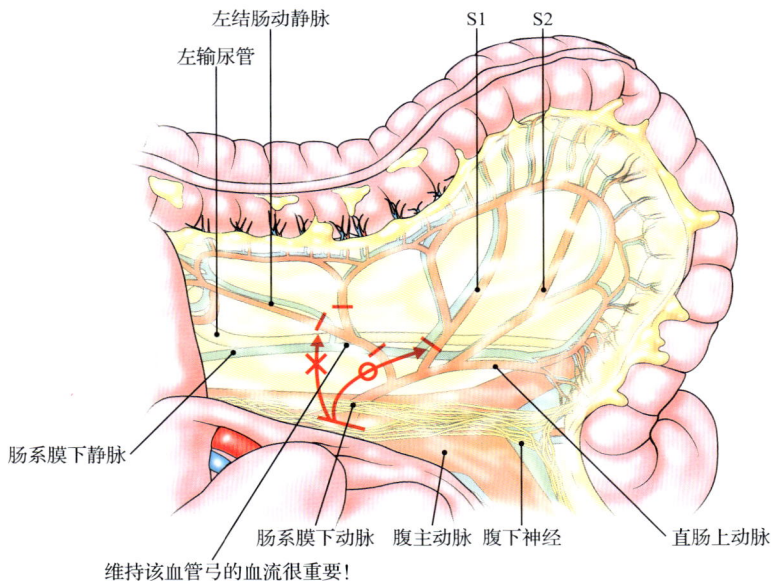

图Ⅲ-1-3 肠系膜下动脉根部与结肠左动脉的处理

手术要点

直肠系膜周围游离面的理解（后方、侧方）（图Ⅲ-1-4）

包含肿瘤与淋巴结的直肠系膜，是被直肠固有筋膜包绕的筒状结构。

位于盆腔侧壁的连续的神经组织，包括左右腹下神经、盆腔神经丛以及神经血管束，它们由连贯的结缔组织（腹下神经前筋膜）包绕，且位于同一层面（A层面），可以整体保留。如损伤，可导致排尿障碍与性功能障碍。

腹下神经前筋膜的外侧，存在疏松结缔组织，即B层面。

直肠癌手术的主要原则是TME，因此应将直肠固有筋膜包绕的直肠系膜及直肠进行完整地切除。

因此，TME的游离线是沿直肠固有筋膜，位于保留腹下神经前筋膜的A层面。但笔者的做法是：先在后方的B层面进行游离，为保留侧方及前方的神经，再回到A层面进行游离。

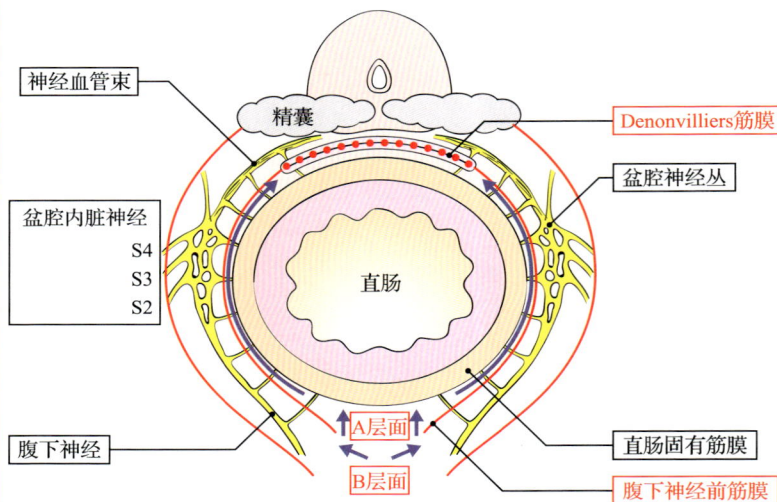

图Ⅲ-1-4 盆腔内解剖与TME的游离层面

4 直肠后腔的开放与游离

● 助手左手持钳抓住Rs附近肠系膜下动脉的血管蒂，垂直牵拉展开视野。如乙状结肠垂下来，助手的右手肠钳可挡开。

● 经内侧入路形成的游离面向尾侧推进，在腹主动脉分叉以下2~3cm处可见左右腹下神经分叉。

● 在左右腹下神经之间切开腹下神经前筋膜，进入更为疏松的直肠后腔（B层面）（图Ⅲ-1-5）。

● B层面为无血管区，术者左手持钳将直肠向腹侧、头侧上抬，并维持一定张力，可见大范围的结缔组织。操作时不要过于靠近直肠系膜侧，也不要太贴近骶静脉丛，在展开的结缔组织中央处切开，于骶前向尾侧游离。

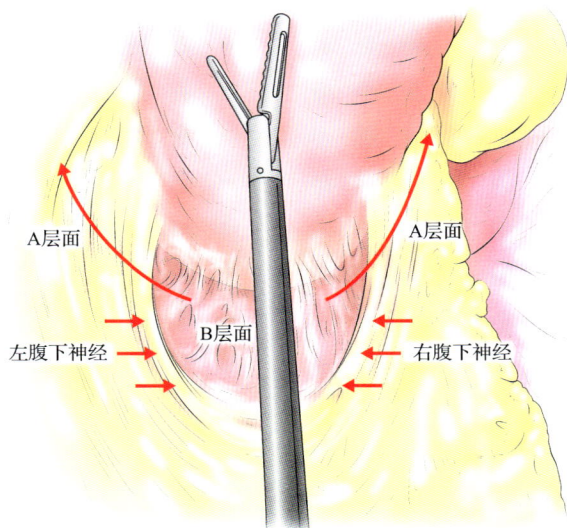

图Ⅲ-1-5 腹下神经前筋膜背侧的直肠后间隙

手术诀窍

　　直肠周围的游离，原则上采用锐性切开，因采用钝性分离将导致游离面丧失，故钝性分离是禁忌。分离时，如偏向直肠固有筋膜侧，则导致 TME 不完全；如偏向外侧，则可能导致神经损伤。

　　另外，直肠系膜为筒状结构，应识别"微笑线"（smiling line），进行锐性切开（图Ⅲ-1-6）。

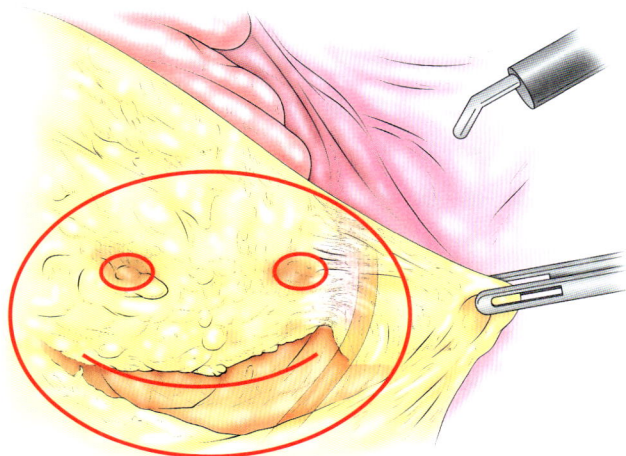

在B层面游离时，见到直肠系膜的弧形，则可想象出"微笑线"

图Ⅲ-1-6 "微笑线"

<table>
<tr><td>手术注意事项</td><td>在盆腔内，如扶镜手镜头倾斜，可导致术者对正中位置的误判。因此，在盆腔内，尤其是在进入 B 层面前，务必采用远景视野，术者自己确认正中位置于 12 点方向。
另外，在骶前游离时，应以直肠正中至右侧的游离为中心。向直肠左侧游离时，如未足够谨慎，则易导致左腹下神经、左盆腔内脏神经 S3、S4 的损伤。</td></tr>
</table>

5 盆腔神经丛的确认与游离

- 直肠背侧在 B 层进行游离，但直肠侧方的游离应回到腹下神经前筋膜直肠侧的游离面（A 层）进行操作。
- 助手与术者的钳子反向牵拉，清楚显露游离面，沿直肠系膜的圆弧进行锐性游离（图Ⅲ-1-7）。

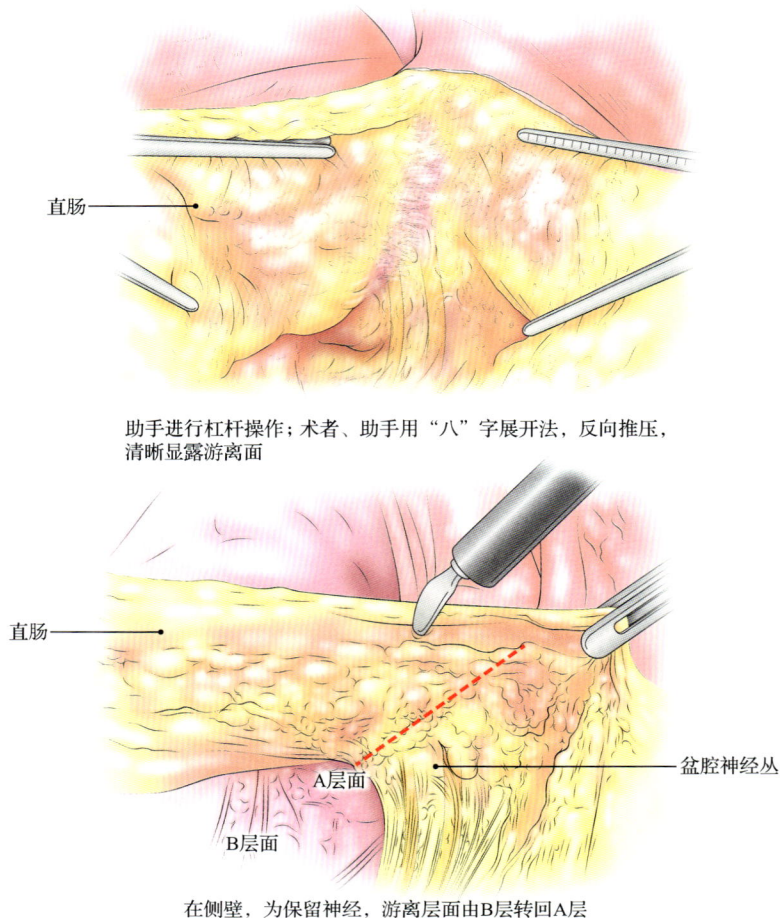

助手进行杠杆操作；术者、助手用"八"字展开法，反向推压，清晰显露游离面

在侧壁，为保留神经，游离层面由B层转回A层

图Ⅲ-1-7 盆腔神经丛的确认与游离

<table>
<tr>
<td>手术诀窍</td>
<td>

直肠侧方的展开与游离，关键在于助手的反向牵拉（图Ⅲ-1-8）

在展开与游离直肠右侧时，助手的左手钳子抓持乙状结肠系膜右侧的肠脂垂，以穿刺器为支点，利用杠杆操作，将乙状结肠向左侧、头侧牵拉；右手持钳子呈"八"字形张开，将直肠系膜推向头侧、左侧，并给予一定张力。术者的左手钳子将右盆腔神经丛向外侧展开，维持一定的张力。通过以上配合，清晰展现游离面。

而在展开与游离直肠左侧时，术者与助手的角色互换。助手的左手钳子抓持乙状结肠左侧的肠脂垂，采用前述杠杆操作，将乙状结肠向右侧头侧牵拉；右手钳子呈"八"字形张开，将左侧盆腔神经丛向左侧、头侧外压。术者的左手钳子于直肠系膜左侧呈"八"字形张开，将其向右侧、头侧牵拉，维持张力。

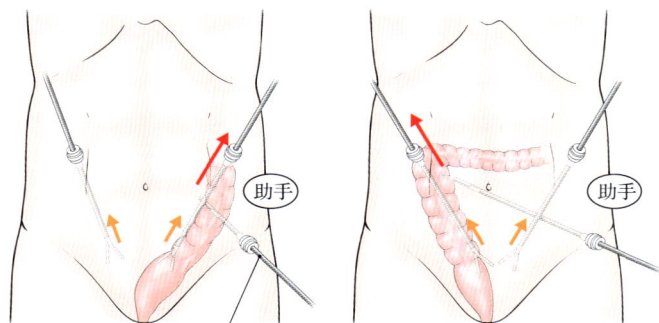

以助手左手穿刺孔为支点，
利用杠杆操作展开视野

图Ⅲ-1-8 侧壁展开的诀窍：利用杠杆操作将直肠向头侧牵拉

</td>
</tr>
</table>

<table>
<tr>
<td>手术诀窍</td>
<td>

膀胱（子宫）悬吊，展开直肠前方视野

通过腹壁插入带1-0尼龙线的直针，刺入膀胱（子宫），向腹侧悬吊，展开直肠前方的视野，以获得良好术野。手术的诀窍是尽早进行该操作（图Ⅲ-1-9）。

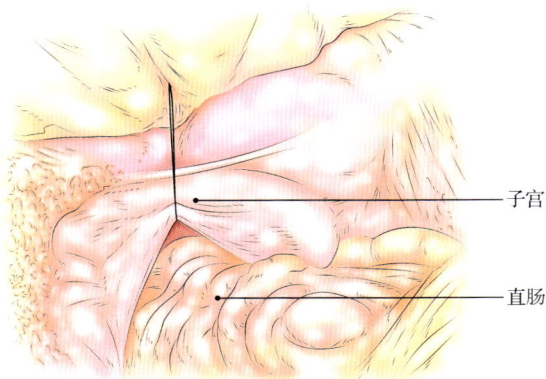

子宫

直肠

图Ⅲ-1-9 悬吊膀胱（子宫），展开直肠前方视野

</td>
</tr>
</table>

手术要点

直肠前方游离层面的理解

位于直肠前方的 Denonvilliers 筋膜（DF），是直肠固有筋膜前方的疏松结缔组织，在腹膜反折稍尾侧处开始变得明显，附着于前列腺中部（图Ⅲ-1-10）。

可将 Denonvilliers 筋膜视为头侧与精囊（阴道）被膜相连、尾侧与包裹神经血管束的结缔组织相连续，这样易于理解。

直肠前方的游离，有两个层面。一个为将 Denonvilliers 筋膜保留在精囊（阴道）被膜的背侧游离层面（图Ⅲ-1-10A）；另一个为自精囊（阴道）被膜切除 Denonvilliers 筋膜的腹侧游离层面（图Ⅲ-1-10B）。

但是，沿腹侧层面（图Ⅲ-1-10B）向尾侧游离就会碰到前列腺，必须切开 Denonvilliers 筋膜，转至其背侧的游离层面，否则会损伤同一结缔组织内的血管神经束，导致出血或功能障碍。

由于血管神经束及覆盖精囊（阴道）的结缔组织内的细小静脉丛都被 Denonvilliers 筋膜包绕，故 Denonvilliers 筋膜背侧的游离（图Ⅲ-1-10A）不易造成出血及神经损伤。因此，除直肠前壁的进展期癌以外，均推荐采用这一层面进行游离。然而，对于直肠前壁的进展期癌，为确保足够的直肠环周切缘（circumferential resection margin，CRM），应选择在 Denonvilliers 筋膜的腹侧进行游离。

女性的 Denonvilliers 筋膜多不如男性清楚，但游离时必须意识到该层面的存在。

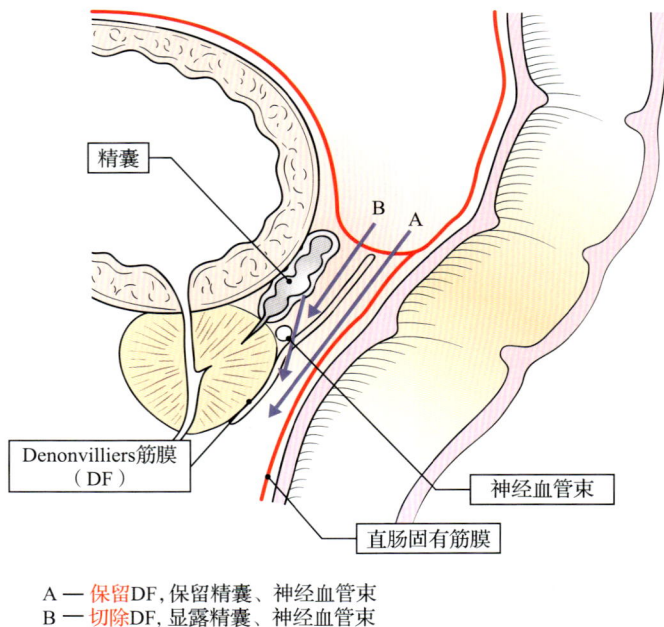

精囊

B A

Denonvilliers筋膜
（DF）

神经血管束

直肠固有筋膜

A — 保留DF，保留精囊、神经血管束
B — 切除DF，显露精囊、神经血管束

图Ⅲ-1-10 直肠前方游离面

6 前壁的游离

- 游离时,助手的两把钳子将精囊挡开,术者反向牵拉直肠侧。
- 游离 Denonvilliers 筋膜的腹侧时,于前列腺附着部切开 Denonvilliers 筋膜,并在其背侧的无血管层继续游离(图Ⅲ-1-11,Ⅲ-1-12)。

手术注意事项	助手将乙状结肠向头侧推压的"杠杆法"在前壁游离时是无效的。前壁游离时,乙状结肠下坠并不会对展开视野造成影响,故充分推压前壁侧即可有效展开视野。

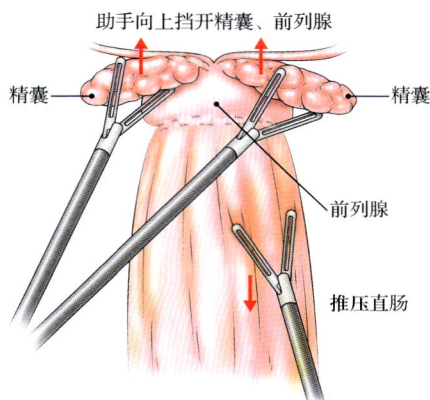

图Ⅲ-1-11 前壁展开的诀窍:推压直肠

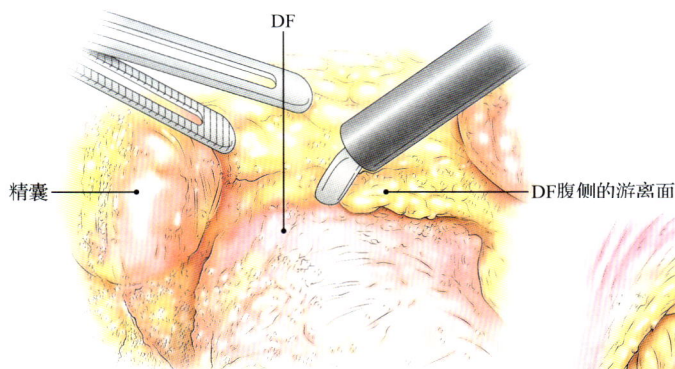

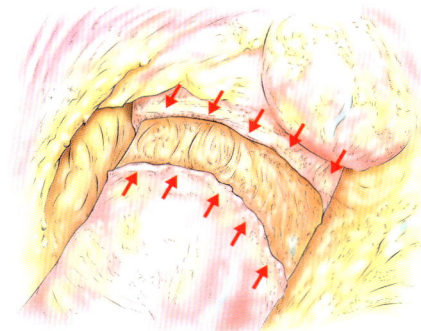

图Ⅲ-1-12 切开 Denonvilliers 筋膜(DF),游离面由腹侧转背侧

7 精囊的确认，神经血管束的确认与游离

- 从侧方游离延续至侧前方，确认精囊及走行在其背侧的神经血管束（由盆腔神经丛延续而来）。
- 神经血管束并非呈神经束状，它是被结缔组织覆盖的结构。要在神经血管束内侧缘与直肠系膜之间的正确层面内进行游离（图Ⅲ-1-13）。

手术诀窍	**血管神经束的游离** 　　于直肠背侧显露肛提肌，充分向尾侧游离，可使神经血管束的轮廓更为立体、更易辨认，同时避免游离时的损伤。

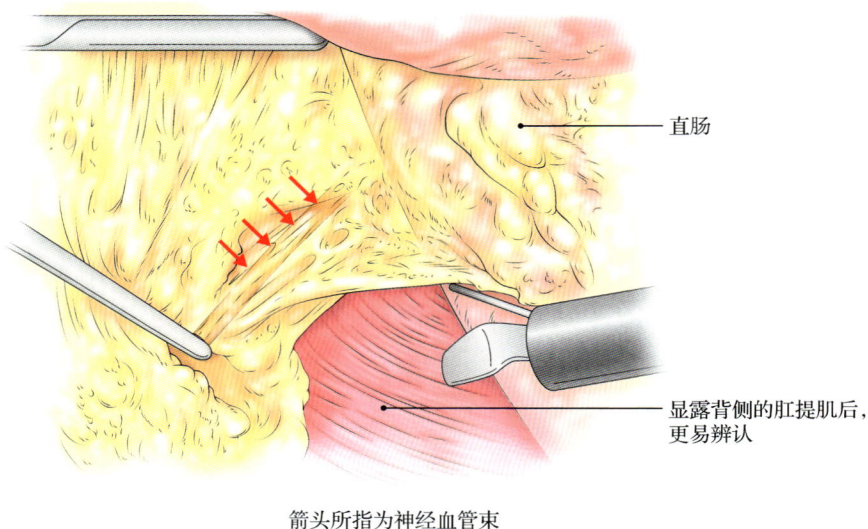

直肠

显露背侧的肛提肌后，更易辨认

箭头所指为神经血管束

图Ⅲ-1-13 神经血管束的游离

8 左右肛提肌的显露

- 随着直肠后方的游离，在超过盆腔神经丛的 S4 处就到达了覆盖肛提肌的盆内筋膜（endopelvic fascia）。将其切除，沿覆盖于肛提肌的肛提肌筋膜，向尾侧游离，注意左右游离面的对称（图Ⅲ-1-14）。

手术诀窍	在离断线以下，充分向尾侧游离直肠周围组织，则随后的肠管离断与吻合就比较容易了。

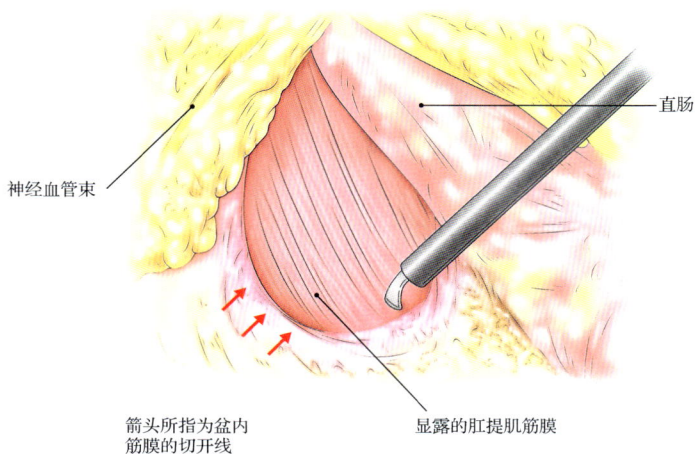

神经血管束

直肠

箭头所指为盆内
筋膜的切开线

显露的肛提肌筋膜

图Ⅲ-1-14　盆内筋膜的切开和肛提肌的显露

9 直肠尾骨肌的离断

- 对于下段直肠癌,TME 手术时离断直肠尾骨肌,使直肠充分游离后,多有助于切除和吻合。
- 将肛提肌表面的游离向肛门侧推进,可见直肠侧方的白色韧带样耻骨直肠肌与直肠侧壁的边界,于两者之间游离,再转向后方。
- 左右游离,可见直肠壁的立体轮廓,最后,将后方残留的直肠尾骨肌,以电刀或超声刀离断(图Ⅲ-1-15)。

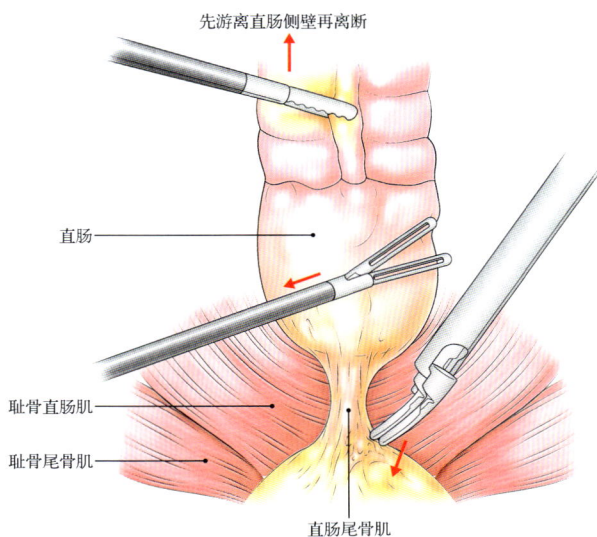

先游离直肠侧壁再离断

直肠

耻骨直肠肌

耻骨尾骨肌

直肠尾骨肌

图Ⅲ-1-15　直肠尾骨肌的离断

手术注意事项	由于直肠尾骨肌为与直肠纵行肌相连续的结构，故如果不是从左右确认直肠壁以后再最后离断，则可能损伤直肠后壁。

⑩ 肿瘤特异性直肠系膜切除法（tumor specific mesorectal excision）

处理直肠系膜

- 直肠周围游离充分后，如有必要，则处理直肠系膜。
- 具体方法为：如果是距离肛缘 5cm 左右的吻合，则不必处理系膜；但如果是距离肛缘 6cm 以上的吻合，则必须处理直肠系膜。
- 助手抓住直肠上动脉的血管蒂，垂直牵拉直肠，避免直肠肌层遭受热损伤，利用超声刀水平处理直肠系膜（图Ⅲ-1-16）。

手术注意事项	预防肌层损伤的注意事项在于直肠系膜不可剥离过度，处理至直肠肌层表面留有少量脂肪组织即已足够。

手术诀窍	由于离断操作是通过右下操作孔进行，故直肠左侧的组织离断容易向远侧偏移，应注意到这一点，并反复进行小口的锯齿形离断，保持系膜离断垂直于直肠壁。

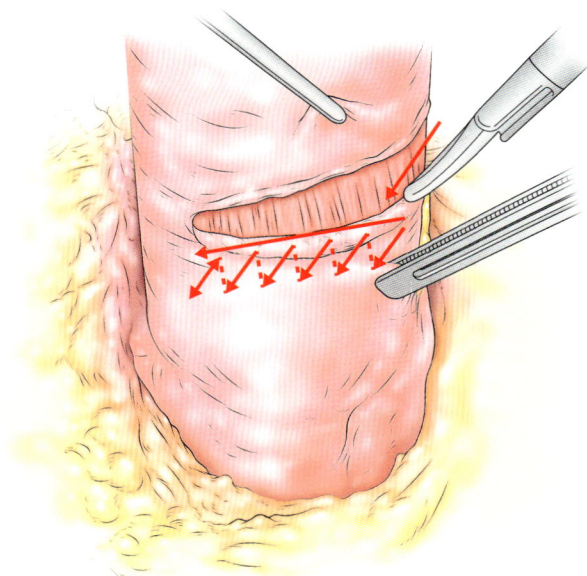

超声刀插入方向与切开方向不一致，故重复锯齿形离断，保持系膜离断与直肠壁垂直

图Ⅲ-1-16 直肠低位前切除的系膜处理

11 夹闭肠管，冲洗肠腔

- 助手利用杠杆操作，将直肠、乙状结肠拉直；术者将肿瘤远侧肠管夹闭，并用稀碘伏 2L 冲洗肠腔（图Ⅲ-1-17）。

12 离断直肠

- 通过杠杆操作，拉直直肠、乙状结肠，术者沿肠管闭合夹插入闭合器。从背侧、腹侧充分确认闭合器内未夹入多余的组织。
- 如一次不能完全离断，可二次离断（图Ⅲ-1-18A）。

手术诀窍	- 为垂直离断肠管，要使用合适的闭合器，并进行适当地偏转。另外，为了安全离断，充分游离直肠周围是关键。 - 助手利用右手钳子，于左侧协助将直肠推入闭合器内（图Ⅲ-1-18B）。通过以上配合，几乎均可在 2 枚钉仓以内完成离断。

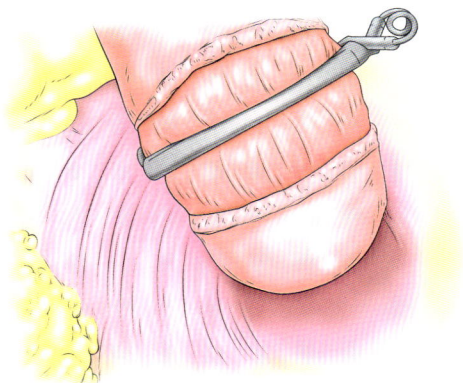

图Ⅲ-1-17 肠管夹

A．偏转闭合器、垂直离断直肠   B．离断时的助手配合

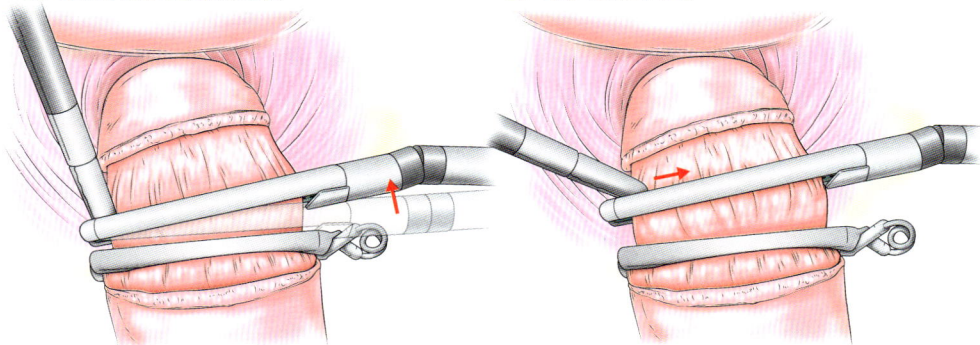

图Ⅲ-1-18 离断直肠

直肠游离到哪里为止？

为安全进行离断、吻合操作，应该将直肠充分向远侧游离，以增加直肠离断时的活动度。尤其是，直肠左后方是离断肠管时闭合器头端插入最深之处，充分游离可使随后的离断和吻合操作更安全、更容易（图Ⅲ-1-19）。

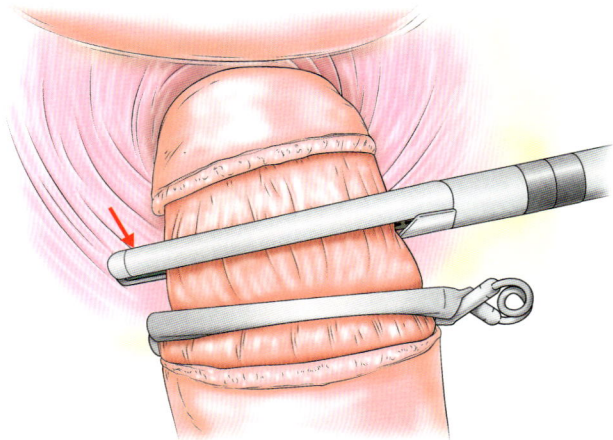

直肠左后侧为闭合器头端插入最深之处，此处须充分向远侧游离

图Ⅲ-1-19 直肠游离到哪里为止

13 建立辅助切口，体外操作离断近侧断端，置入钉砧头

- 纵行延长脐部穿刺切口，安装切口保护器，围以清洁的治疗巾，污染操作都在治疗巾上进行。
- 提出肠管，处理肠系膜，离断近侧肠管，摘除标本（图Ⅲ-1-20）。
- 置入管型吻合器的钉砧头，收紧荷包线。

手术注意事项　　处理肠系膜时，应注意直动脉，小心操作，避免影响断端血供。可通过离断肠管断面的出血及黏膜颜色确认血供。

14 重建气腹，DST 吻合

- 在切口保护器上套型号为 5.5 的手套，剪掉手套的一个手指，插入穿刺器，作为观察孔，重建气腹。

手术要点　　这个过程中，应确认口侧肠管长度足以拉至吻合口，并且没有扭转。

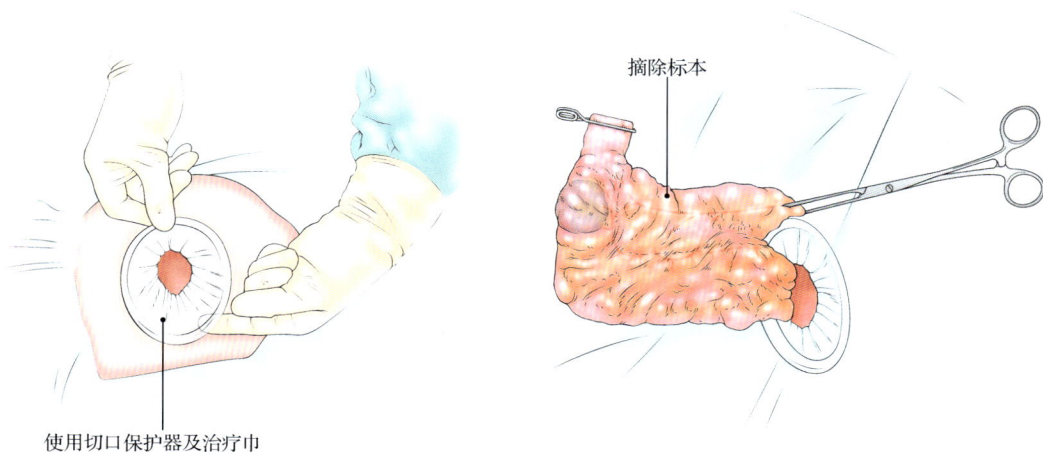

使用切口保护器及治疗巾

摘除标本

图Ⅲ-1-20 腹腔镜手术的开腹操作

● 自肛门插入吻合器,并贴近闭合线,将吻合器中心杆的头端穿出肠壁。如分两次离断直肠,则中心杆尽量于两条闭合线的重合处穿出(图Ⅲ-1-21)。

● 术者确认肠管无扭转后,将钉砧头与吻合器对接。

● 缓慢旋紧吻合器,并激发吻合器。如吻合口张力大,则应立即游离脾曲。

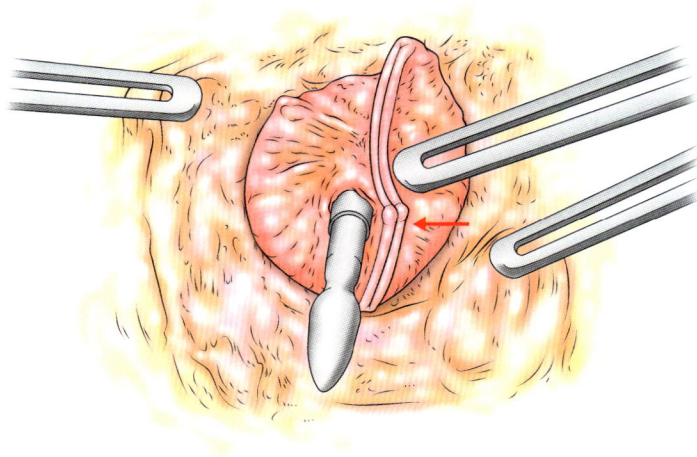

箭头:闭合线的重合处

图Ⅲ-1-21 中心杆于闭合线的重合处穿出

手术诀窍

在癌研有明医院，重建气腹时，将近侧的结肠行逆时针旋转，使肠系膜旋向腹侧。这样，肠系膜的张力不易传递至吻合口，且结肠紧贴在骶骨前面，可消灭无效腔（图Ⅲ-1-22）。

超低位吻合时，肛缘安装 Lonestar 牵开器进行扩肛后，吻合器易于插入。

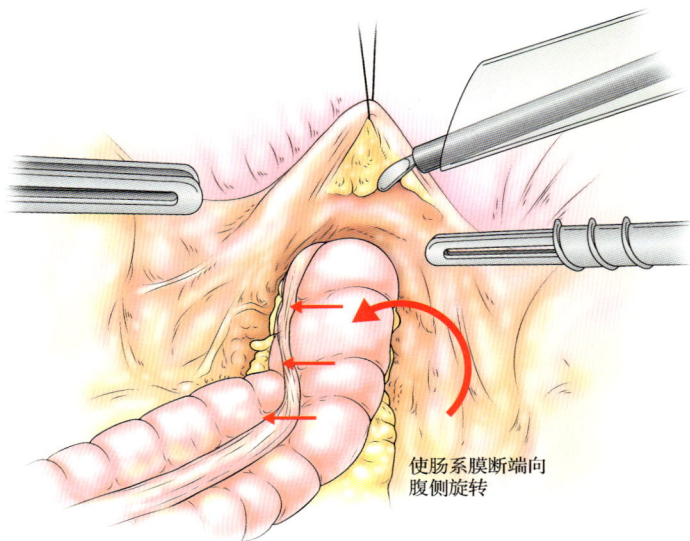

使肠系膜断端向腹侧旋转

图Ⅲ-1-22　**降低吻合口张力的方法**

15 留置引流管

- 腹膜反折以下的低位吻合病例，留置骶前引流管和肛管引流。
- 8 号闭式引流管自左上穿刺孔经肠管左侧，留置于骶骨前面（图Ⅲ-1-23）。
- 肛管引流采用剪短的 8 号引流管自肛门插入，头端放入吻合口近侧，固定在肛周皮肤上。

术后处理

- 低位吻合的患者，肛管及骶前引流管保留至术后 5 天，在此期间只进食流质。
- 术后第 5 天，分析血液学检查结果、临床症状与引流液情况，如无问题，则可拔管，并开始进食半流质，但对于有人工肛门的患者，手术翌日则可进食流质，术后第 2 天即可开始半流质饮食。

仙前引流管

肛門引流管

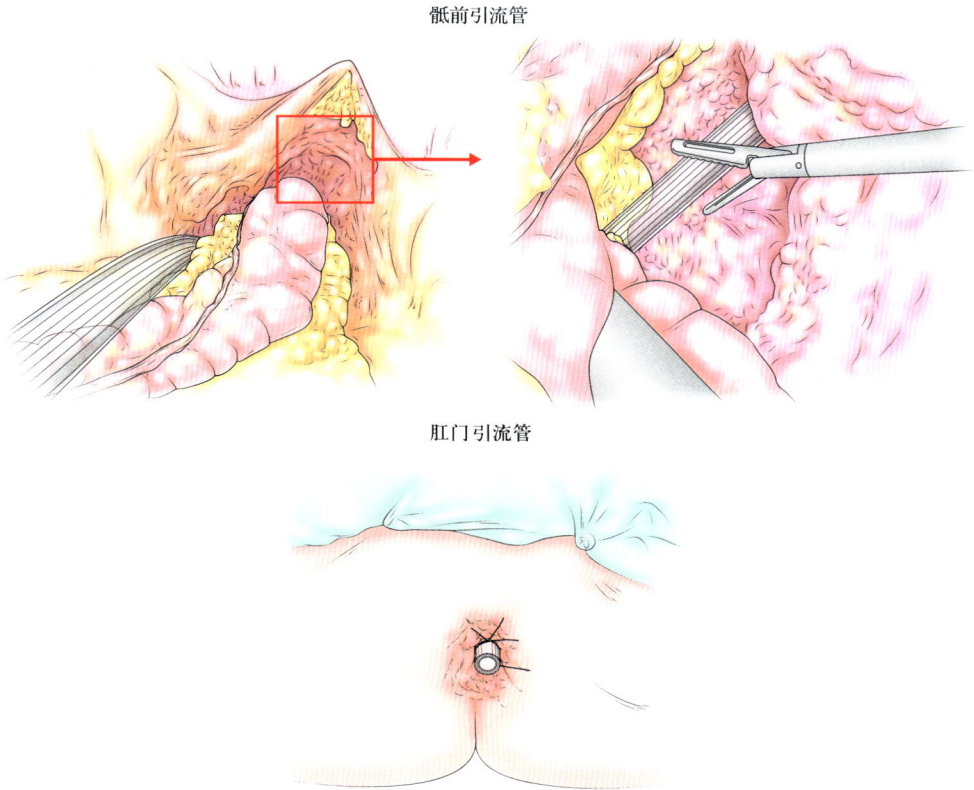

図Ⅲ-1-23 留置引流管

参考文献

[1] Jeong SY, et al：Open versus laparoscopic surgery for mid-rectal or low-rectal cancer after neoadjuvant chemoradiotherapy（COREAN trial）：survival outcomes of an open-label, non-inferiority, randomised controlled trial. Lancet Oncol 2014; 15: 767-774.

[2] Bonjer HJ, et al：A randomized trial of laparoscopic versus open surgery for rectal cancer. N Engl J Med 2015; 372:1324-1332.

[3] 小西　毅, ほか：当院の進行下部直腸癌に対する治療法の変遷と成績から見た術前化学放射線療法の有効性と課題に関する検討. 癌の臨床. 2013; 58（6）：389-95.

2 括约肌间切除术

癌研有明医院消化中心大肠外科　藤本佳也、武田泰裕

适应证

- 肿瘤下缘累及肛管的 SM 癌。
- 肿瘤下缘未累及肛管的进展期癌。
- 累及肛管的进展期癌，原则上选择腹会阴联合切除术（abdominoperineal resection，APR）。但如果术前放化疗（chemoradiotherapy，CRT）使肿瘤缩小，可确保 AW（远侧切缘）与 EW（外科切缘），则也可选择括约肌间切除术（intersphincteric resection，ISR）。
- 下段直肠癌行 ISR 的适应证是，腹腔内操作无法在确保下切缘的前提下进行安全切除。需要在术中进行判断。
- 癌研有明医院原则上选择部分 ISR，有时也选择次全 ISR 或全 ISR，但考虑到保留肛门功能，不行外括约肌切除术（external sphincter resection，ESR）。

术前检查

- 术前根据问诊与直肠指检判断有无肛门功能低下。
- 根据直肠指检、肠镜、钡灌肠造影及 CT、MRI 等影像学资料，了解肛管长度、详细评估肿瘤的位置、浸润深度及有无淋巴结转移。
- 充分掌握肠管与血管的走行，考虑肠管的游离范围与血管的处理。

手术步骤

1. 上方淋巴结的清扫，乙状结肠至降结肠的游离，结肠系膜的处理及 TME 的操作（参照前面章节）
2. 腹腔内操作，分离内外括约肌（侧后壁→后壁→侧前壁→前壁）
3. 肛门操作，全周切开黏膜，封闭肠管后冲洗
4. 肛门侧操作，括约肌间游离
5. 经肛门拉出直肠，离断肠管
6. 经肛门吻合
7. 预防性回肠造口

手术技巧

1 上方淋巴结的清扫，乙状结肠至降结肠的游离，结肠系膜的处理及 TME 的操作（参照前面章节）

- 为使经肛门吻合时肠管可充分下拉，如有必要，游离脾曲。

● 处理肠系膜时,助手将肠系膜如屏风状展开,术者控制肠系膜下动脉(或直肠上动脉)的血管蒂。为尽量保留肠管,避免损伤边缘动脉。

2 腹腔内操作,分离内外括约肌(侧后壁→后壁→侧前壁→前壁)

■ 直肠侧后壁

● 充分显露肛提肌,当耻骨直肠肌与直肠壁的界限变得清晰后,从左右侧后壁(4点,8点方向)游离内外括约肌间隙。

● 右侧(左侧)后壁:术者(助手)将肛提肌向外侧牵拉,助手(术者)将肠管向上牵拉(图Ⅲ-2-1)。

■ 直肠后壁

● 在后壁,离断尾骨直肠韧带(hiatal ligament),进入内外括约肌间隙,在可及的范围内进行游离(图Ⅲ-2-2)。

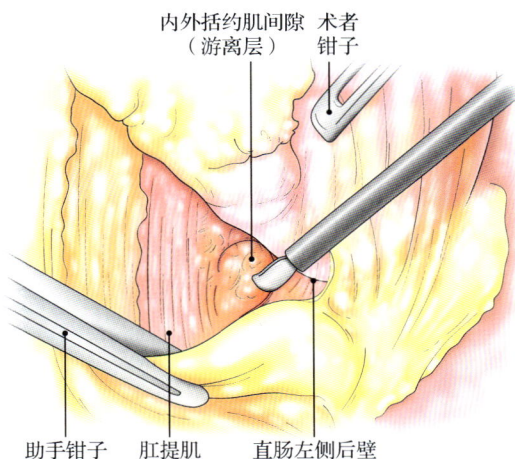

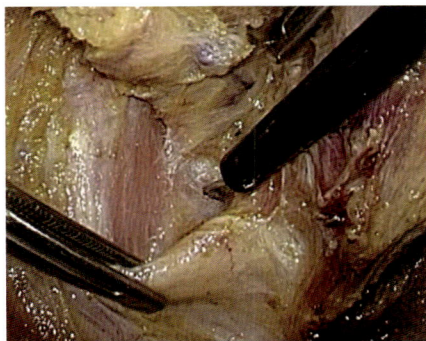

内外括约肌间隙 术者
（游离层） 钳子

助手钳子 肛提肌 直肠左侧后壁

图Ⅲ-2-1 腹腔内游离括约肌间隙(左侧后壁)

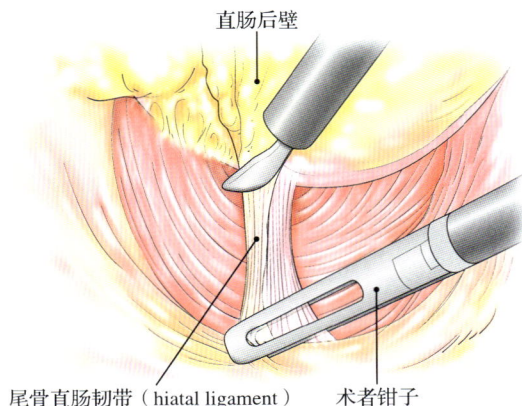

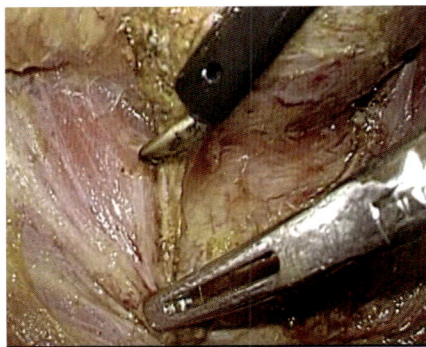

直肠后壁

尾骨直肠韧带（hiatal ligament） 术者钳子

图Ⅲ-2-2 腹腔内游离括约肌间隙(后壁)

● 如果直接游离后壁则容易误入直肠壁,因此,在左右两侧充分游离后再游离后壁。

■ 直肠侧前壁

● 在侧前壁,对神经血管束(TME 操作的终点)游离后,其背侧可见括约肌间隙(图Ⅲ-2-3)。

● 与游离侧后壁一样,通过术者、助手的牵拉,确保游离层的视野。

■ 直肠前壁

● 前壁游离至前列腺下缘(阴道后壁)水平。

● 要点是充分游离前壁,可以从左右会师进行游离,但不可勉强游离(图Ⅲ-2-4)。助手用两把钳子将前壁充分展开。

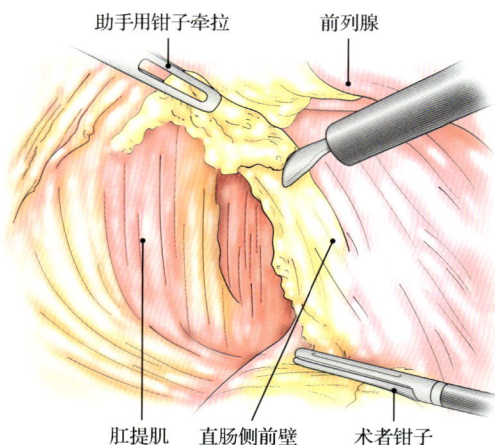

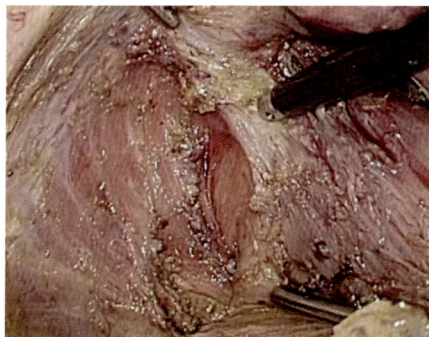

助手用钳子牵拉　　前列腺

肛提肌　直肠侧前壁　术者钳子

图Ⅲ-2-3 腹腔内游离括约肌间隙(左侧前壁)

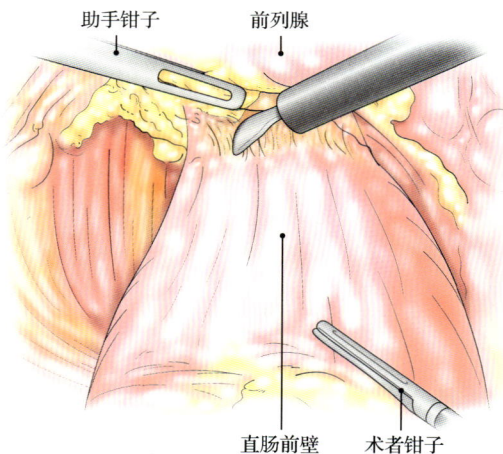

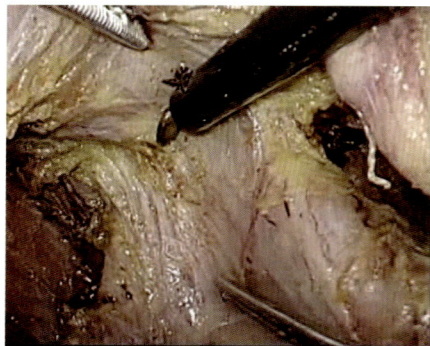

助手钳子　　前列腺

直肠前壁　术者钳子

图Ⅲ-2-4 前列腺与直肠前壁之间的游离

3 肛门操作,全周切开黏膜,封闭肠管后冲洗

- 肛门操作时,利用 Lonestar 牵开器展开肛门,确保视野充分后,将肛门侧离断线处的黏膜全周切开(图Ⅲ-2-5)。
- 如为部分 ISR,则在肿瘤学安全范围内,尽量保留肛门内括约肌。
- 缝合闭锁肠管(防止肿瘤种植转移)后,以稀碘伏进行冲洗。

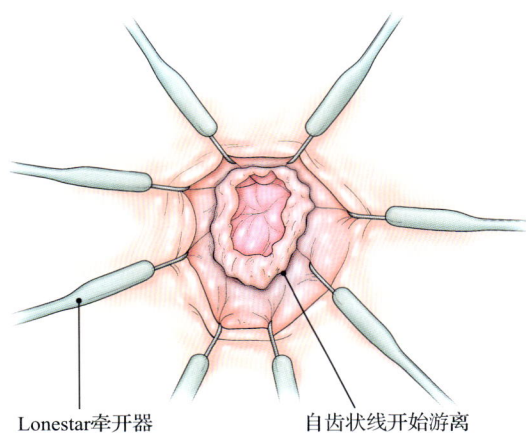

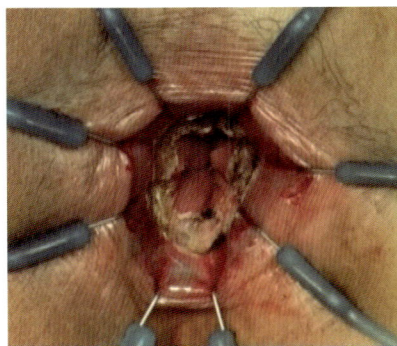

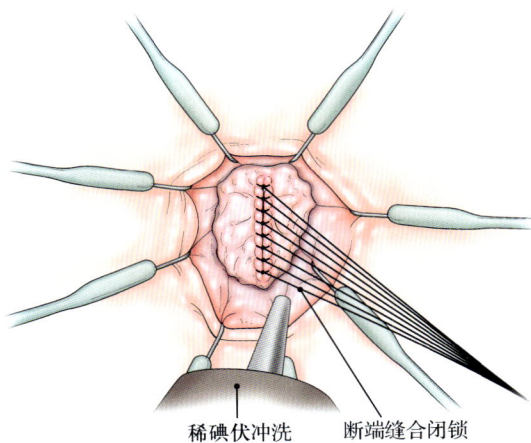

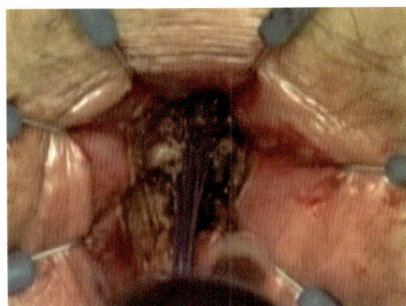

Lonestar牵开器　　　　　自齿状线开始游离

稀碘伏冲洗　　断端缝合闭锁

图Ⅲ-2-5 安装 Lonestar 牵开器,全周切开黏膜

4 肛门侧操作, 括约肌间游离

- 从容易辨认括约肌间隙的后壁开始, 垂直黏膜切开线, 切开肛门内括约肌, 直至可见到肛门外括约肌的轮状纤维 (图Ⅲ-2-6)。
- 通过电刀操作时的肌纤维收缩, 辨认肛门外括约肌, 于括约肌间隙游离, 使其与腹腔连通。

手术要点	联合使用腹腔镜, 如有必要, 可利用腹腔侧的操作钳引导括约肌间隙的游离, 即可避免游离层的错误。

肛门侧
患者左侧

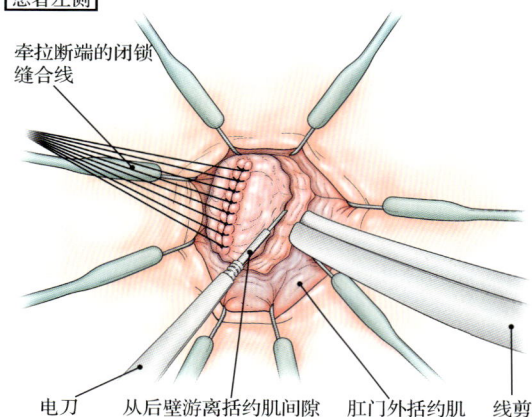

牵拉断端的闭锁缝合线

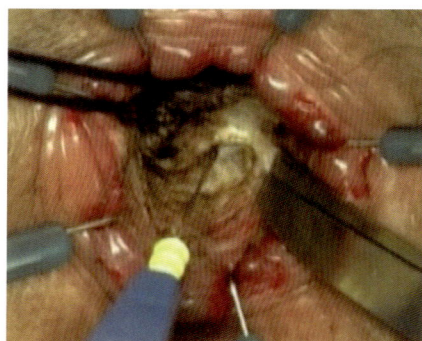

电刀　从后壁游离括约肌间隙　肛门外括约肌　线剪

患者右侧

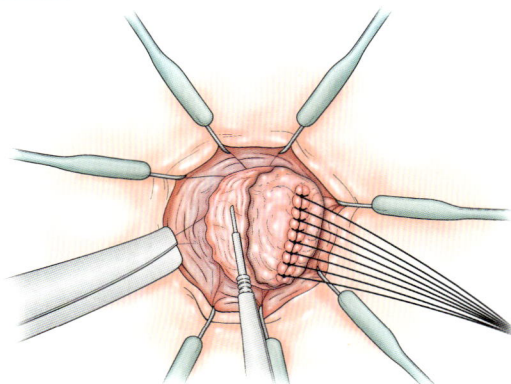

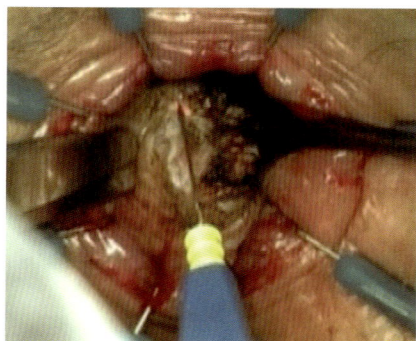

图Ⅲ-2-6　肛门侧操作, 游离括约肌间隙

内括约肌容易被斜行切入, 故应垂直黏膜切开线, 切开肛门内括约肌, 直至见到轮状纤维 (肛门外括约肌)

- 以直肠后壁为起点,从左右侧壁向前壁拓展游离。
- 前壁的游离往往比较困难,可留到最后处理(视野难以确定,尽量联合腹腔镜操作)(图Ⅲ-2-7),从肛门侧确认前壁的直肠尿道肌与直肠壁之间的分界后,予以离断。

腹腔侧
患者的直肠右后壁　　电刀　　直肠

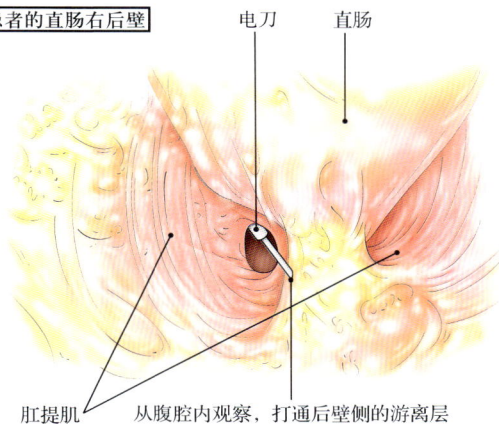

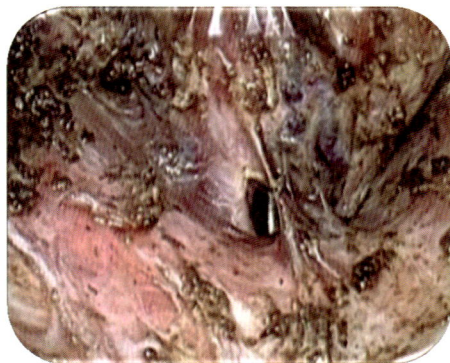

肛提肌　　从腹腔内观察,打通后壁侧的游离层

患者的直肠右前壁　　　　　　前列腺

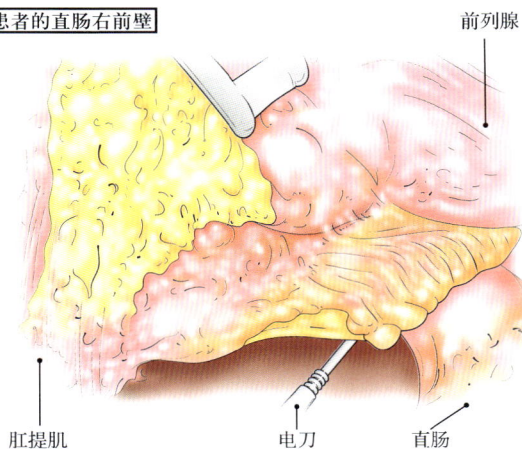

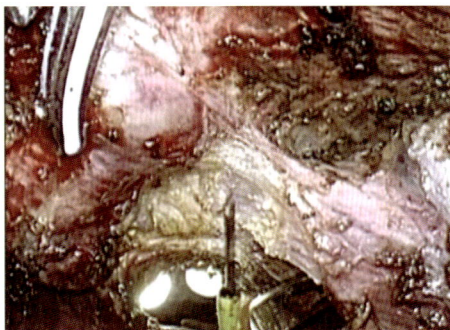

肛提肌　　　　电刀　　直肠

图Ⅲ-2-7 联合腹腔镜,游离括约肌间隙

5 经肛门拉出直肠,离断肠管

●经肛门拉出直肠,处理边缘动静脉,务必在确认拟保留肠管血流正常后再离断肠管(图Ⅲ-2-8)。

6 经肛门吻合

●旋转肠管,使肠系膜位于腹侧(在腹腔内也对肠管的旋转进行确认)。

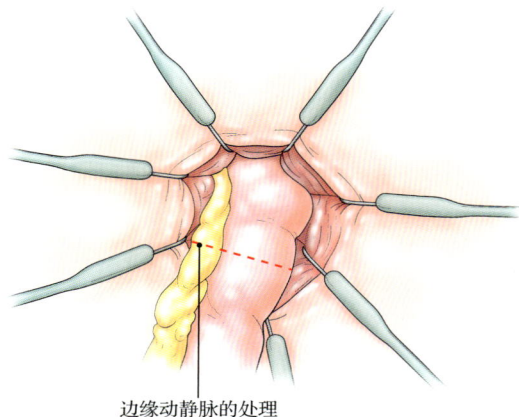

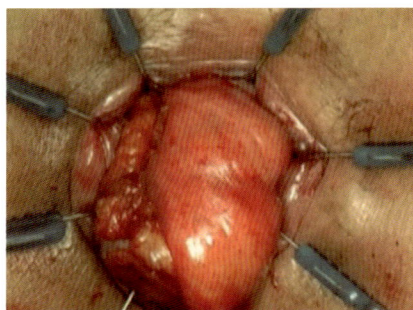

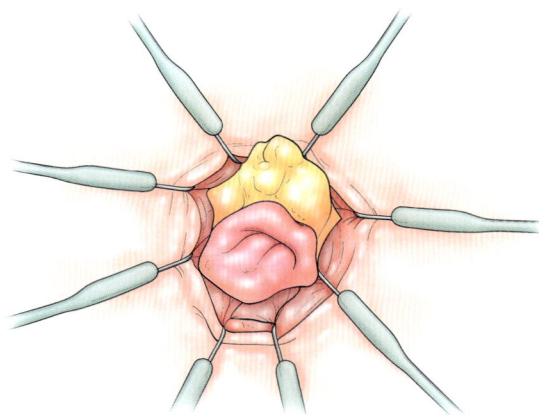

边缘动静脉的处理

图Ⅲ-2-8 拉出直肠,离断肠管

- 在肛管内,将齿状线上包括内括约肌在内的全层与口侧肠管的全层行直褥式手工缝合 16~20 针,进而避免吻合口张力过大(图Ⅲ-2-9)。
- 吻合完成后,经肛门留置肛管减压(图Ⅲ-2-10)。

7 预防性回肠造口

- 参照后面章节(第 86 页)。

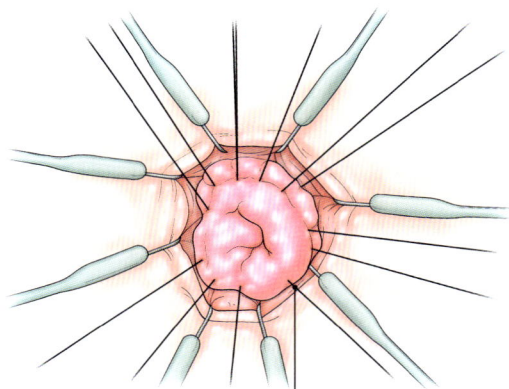
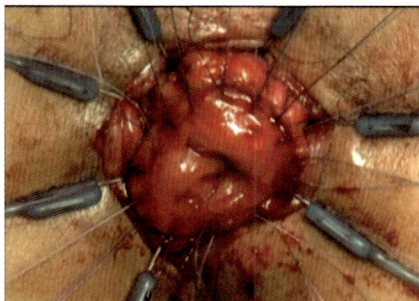

手工行全层直褥式缝合16~20针

图Ⅲ-2-9 经肛门吻合

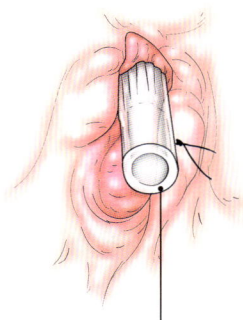
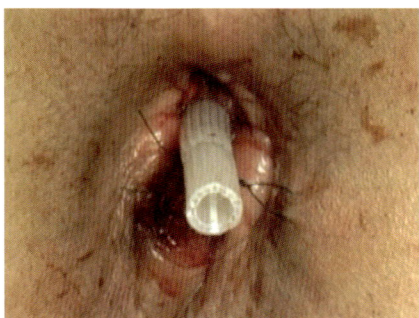

留置肛管减压

图Ⅲ-2-10 留置肛管减压

参考文献

[1] Schiessel R, et al: Intersphincteric resection for low rectal tumors. Br J Surg 1994; 81: 1376-8.

[2] Fujimoto Y, et al: Safety and feasibility of laparoscopic intersphincteric resection for very low rectal cancer. J Gastrointest Surg 2010; 14: 645-50.

3 预防性回肠造口及其回纳

癌研有明医院消化中心大肠外科　**武田泰裕、藤本佳也**

适应证

　　在癌研有明医院,对于括约肌间切除术(ISR)及超低位前切除术(VLAR)的病例,原则上行预防性回肠造口。

Ⅰ 预防性回肠造口的手术步骤

1 造口位置的选择

2 皮肤与腹壁切开

3 提出肠管

4 切开肠管

5 造口

预防性回肠造口的手术技巧

1 造口位置的选择

● 考虑到造口回纳时可以行功能性端端吻合,故在腹腔镜下以肠钳抓持回肠末端近侧 25~30cm 处,以确保肠管可被提出(图Ⅲ-3-1)。

在腹腔镜下以肠钳抓住回肠末端近侧25~30cm处

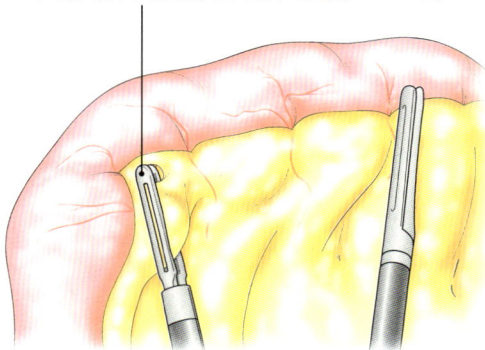

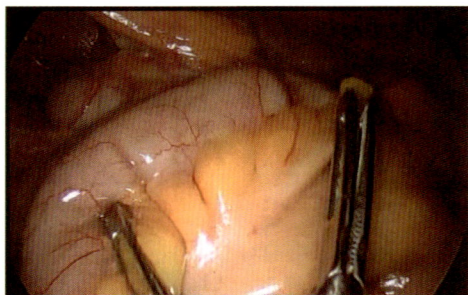

图Ⅲ-3-1　确保肠管可被提出

2 皮肤与腹壁切开

- 于右下腹造口标记部位做小圆形皮肤切口,逐层切开,进入腹腔。
- 制作腹壁通路,直径约两横指大小,不行十字切开,不用钝性分离,以电刀充分止血。

3 提出肠管

- 注意避免肠系膜扭转,使口侧肠管位于头侧,将肠管自然提出来。
- 为避免腹腔内操作时肠管滑回腹腔,以细导尿管穿过回肠袢(图Ⅲ-3-2)。

4 切开肠管

- 为防止感染,在关闭全部切口后,将回肠横行切开 2/3 周(图Ⅲ-3-3)。

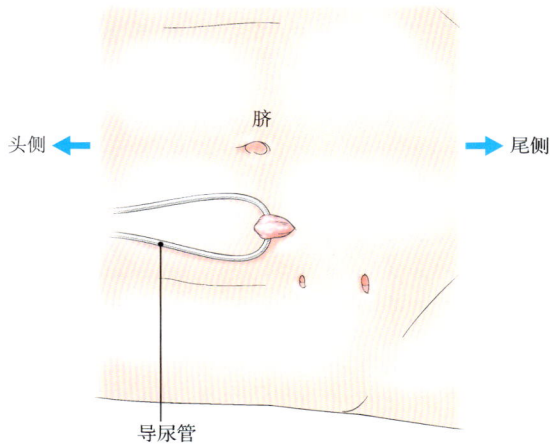

图Ⅲ-3-2 **提出肠管**

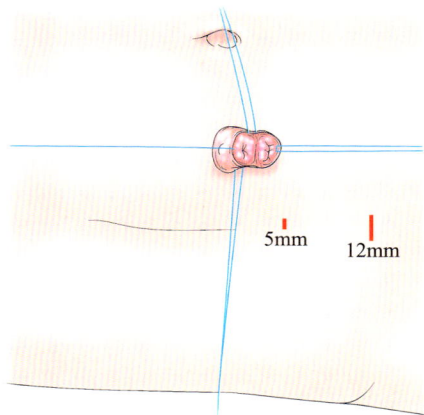

关闭切口后,切开肠管

图Ⅲ-3-3 **切开肠管**

5 造口

　　使口侧造口充分隆起,以4-0可吸收缝合线将肠管、皮肤缝合8~10针（图Ⅲ-3-4）。

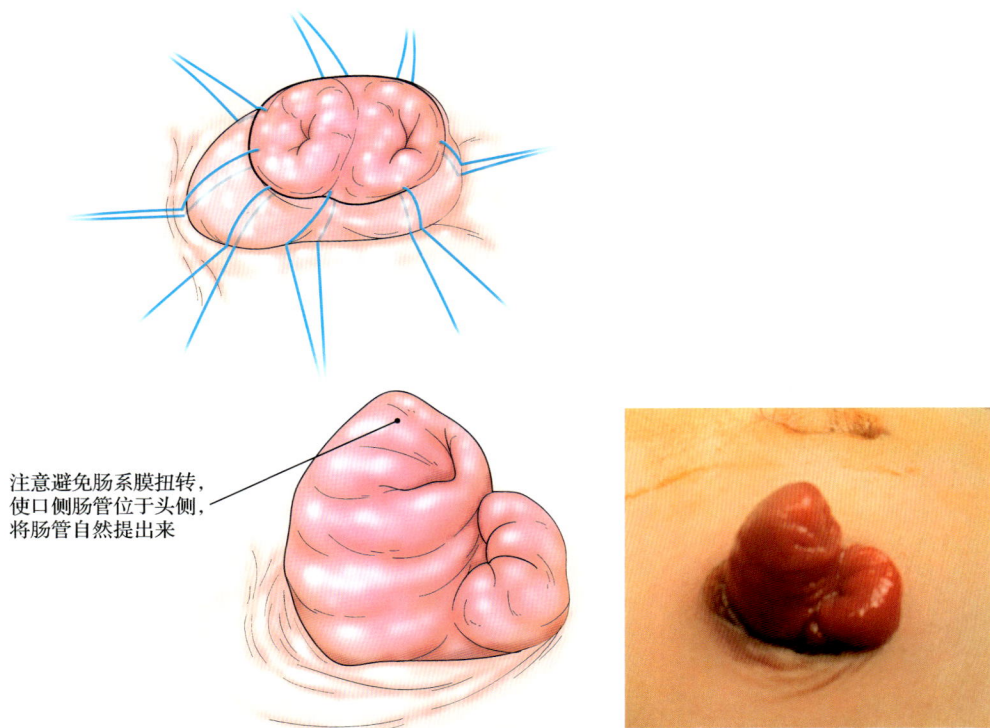

注意避免肠系膜扭转,
使口侧肠管位于头侧,
将肠管自然提出来

图Ⅲ-3-4 造口

Ⅱ 预防性回肠造口回纳（功能性端端吻合）的手术步骤

初次手术3个月以后进行（CRT等术前治疗病例,在3~6个月后进行）。

1 造口周围的游离　　　　　　　　**4** 闭合器的插入、吻合
2 肠系膜的处理　　　　　　　　　**5** 插入孔的关闭
3 3点固定法,进行吻合准备及制作闭合　　**6** 加强缝合
　　器插入孔　　　　　　　　　　　　**7** 造口创口的关闭

预防性回肠造口回纳的手术技巧

1 造口周围的游离

　　●沿造口的创口切开皮肤,直视下将肠管、肠系膜与周围组织游离,将肠管

自腹腔内充分提出来。

2 肠系膜的处理

● 处理肠系膜的边缘动静脉时,不仅应注意进入肠管的直动脉,而且要注意残存肠管的血流(图Ⅲ-3-5)。

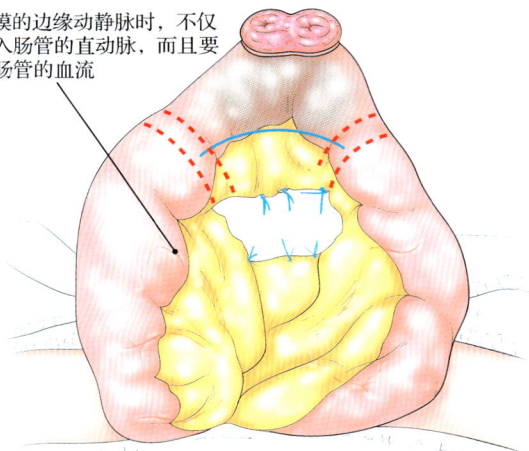

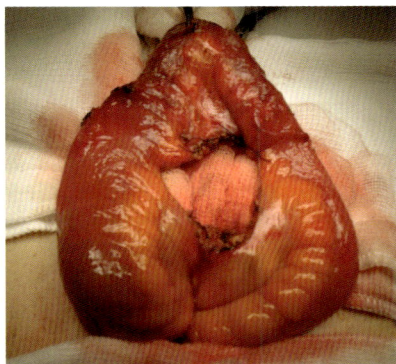

3 3 点固定法,进行吻合准备及制作闭合器插入孔

● 吻合处位于肠系膜对侧缘,距离肠系膜的处理处约 2cm。在肠系膜对侧缘取 3 点,行浆肌层缝合固定。

● 两侧断端的支持缝线以蚊式钳夹住,中间的缝线剪短。

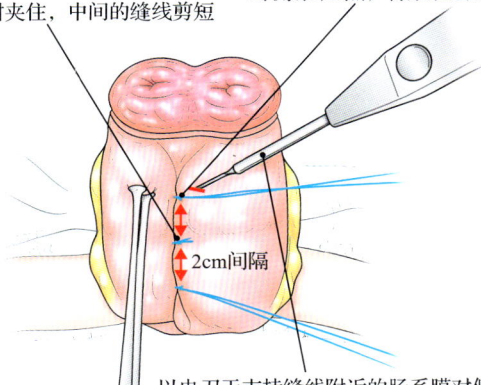

● 以电刀于支持缝线附近的肠系膜对侧肠管开小口,用 Allis 钳夹住肠壁全层(图Ⅲ-3-6)。

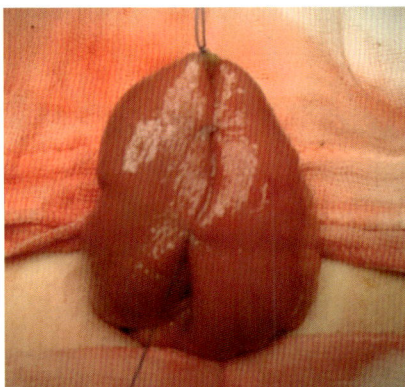

处理肠系膜的边缘动静脉时,不仅应注意进入肠管的直动脉,而且要注意残存肠管的血流

图Ⅲ-3-5 处理肠系膜

两侧断端的支持缝线以蚊式钳夹住,中间的缝线剪短

距离肠系膜的处理处约2cm,肠系膜对侧缘取3点,行浆肌层缝合固定

2cm间隔

以电刀于支持缝线附近的肠系膜对侧肠管开小口,用 Allis钳夹住肠壁全层

图Ⅲ-3-6 吻合的准备及闭合器插入孔的制作

4 闭合器的插入、吻合

- 自动闭合器（直线闭合器，规格长度为 55mm；切割闭合器，规格长度为 60mm）插入时，为避免其头端损伤肠壁，应使肠管垂直竖立，小心插入。对于肥胖或肠粘连导致肠管难以充分提出的患者，必须特别注意。
- 助手抓住肠管，使吻合线位于肠系膜对侧缘，缓慢激发闭合器，进行吻合（图Ⅲ-3-7）。
- 这一过程中，注意避免肠管滑出来或肠管脂肪组织卷入。另外，重复使用同一闭合器可导致手术部位感染（SSI），故应立即破坏并丢弃。

5 插入孔的关闭

- 插入口适当错位，避免闭合线重叠，以 3 把 Allis 钳夹住肠壁全层。
- 与抓持方向并行，于插入口背侧，以闭合器缓慢闭合，完成缝合、闭锁（图Ⅲ-3-8）。

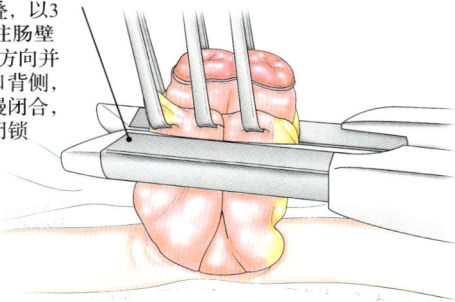

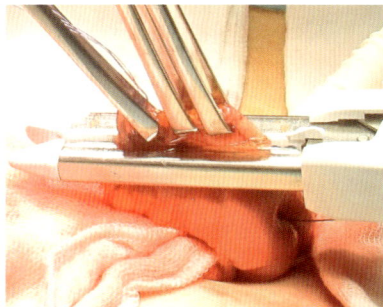

自动闭合器插入时，为避免其头端损伤肠壁，应使肠管垂直竖立，小心插入

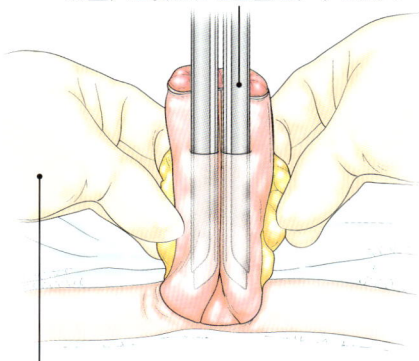

助手抓住肠管，使吻合线位于肠系膜对侧缘，缓慢激发闭合器，进行吻合

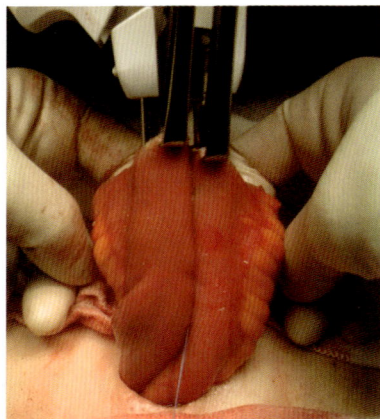

图Ⅲ-3-7 闭合器的插入、缝合

插入口适当错位，避免闭合线重叠，以3把 Allis 钳夹住肠壁全层。与抓持方向并行，于插入口背侧，以闭合器缓慢闭合，完成缝合、闭锁

图Ⅲ-3-8 插入孔的关闭

6 加强缝合

- 用4-0可吸收缝合线在第2次闭合的两端、第1次与第2次闭合线的交点,以及吻合口的"裆部",行浆肌层缝合加强。

7 造口创口的关闭

- 腹膜、腹直肌鞘以可吸收缝合线间断缝合,对皮下行高压冲洗后,对皮肤行环形缝合。造口创口的真皮层以0号可吸收缝合线行荷包缝合,留直径为5~10mm的引流孔后,收紧缝线,完成手术(图Ⅲ-3-9)。

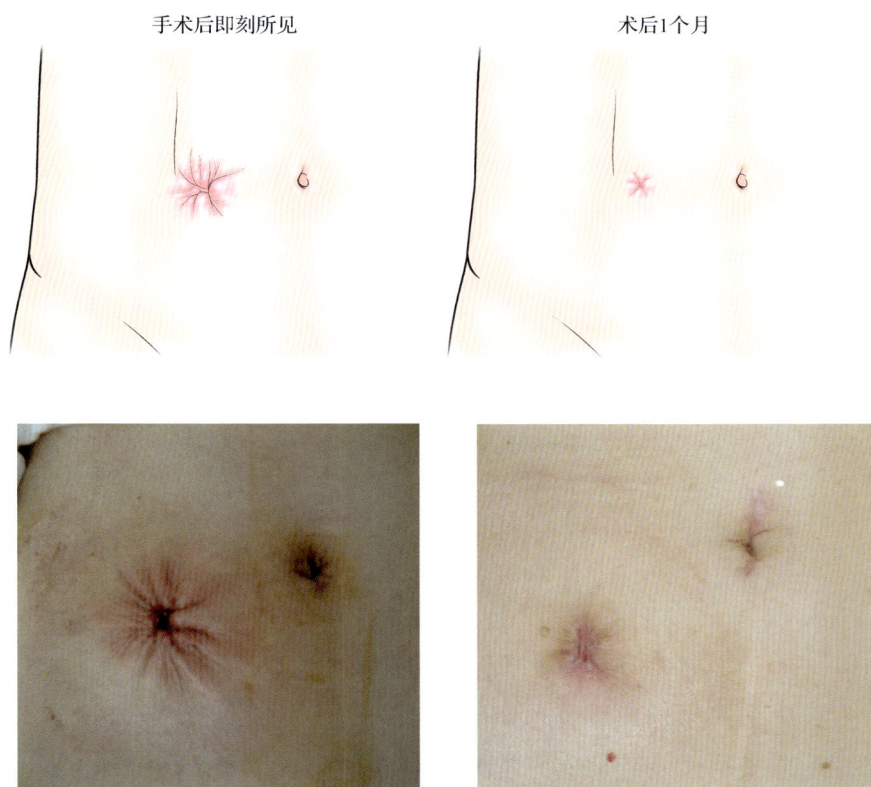

手术后即刻所见　　　　　　　　　　术后1个月

图Ⅲ-3-9 造口创口的关闭

4 腹会阴联合切除术

癌研有明医院消化中心大肠外科　**三城弥范、长山　聪**

适应证

根据《大肠癌治疗指南（2014 年版）》，下部直肠癌（Rb 癌）的下切缘长度原则上为 2cm。近年来，为避免永久性人工肛门给患者带来的影响，行 ISR 的病例越来越多，故本术式的适应证是无法确定下切缘的进展期 Rb 癌。

术前检查

在癌研有明医院，一般常规进行术前验血，以及肿瘤指标、呼吸功能、心电图、腹部增强 CT、下腹部 MRI、胸部 CT、腹部超声及胃肠镜等检查。通过术前检前，对肿瘤的部位、进展程度、有无淋巴结转移及远处转移进行评价。尤其是通过 MRI 对肿瘤的进展程度、肿瘤与周围脏器及肌肉的关系、侧方淋巴结有无转移进行评价，从而决定手术方式。

手术步骤

1 手术室的布置

2 穿刺器的置入与分布

3 小肠的展开与内侧入路

4 肠系膜下动脉/肠系膜下静脉的处理及内侧入路的完成

5 外侧游离

6 直肠后腔的游离与神经的保留

7 直肠左右两侧的游离与盆腔神经的保留

8 直肠前壁的游离

9 切开肛提肌

10 离断乙状结肠，制作人工肛门

11 折刀位进行会阴部的操作

12 调整引流管位置，关闭创口

手术技巧

1 **手术室的布置**（图Ⅲ-4-1）

●患者双上肢紧贴躯干，取截石位。一台显示器位于患者头侧，另一台显示器位于患者两腿之间。

●术者位于患者右侧，助手位于患者左侧，扶镜手位于术者左侧，器械护士位于术者右侧。

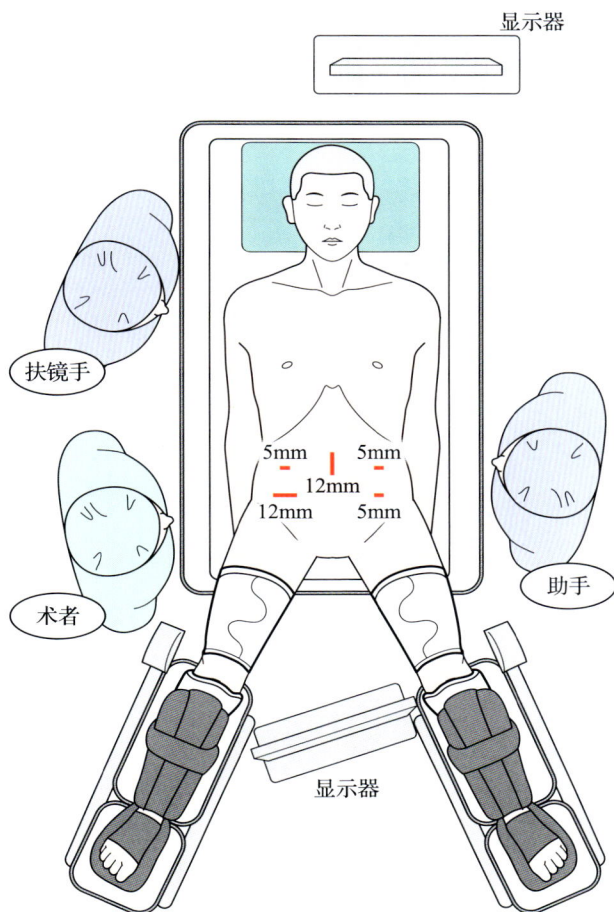

图Ⅲ-4-1 手术室的布置

2 穿刺器的置入与分布

● 于脐部纵向切开,开腹置入 12mm 的穿刺器作为观察孔。

● 确认穿刺器进入腹腔后,开始建立气腹。观察肝脏和上腹部后,患者取头低位,并确认盆腔内小肠自然向头侧展开。

● 于右下腹腹直肌外缘放置 12mm 的穿刺器作为操作孔;于操作孔的头侧 6~8cm 处置入 5mm 的穿刺器,注意该穿刺孔不应位于观察孔的头侧。

● 于左侧腹直肌外侧缘的相同水平,置入两个 5mm 的穿刺器。

3 小肠的展开与内侧入路

● 术者将小肠向头侧、右侧展开,确认十二指肠水平部与肠系膜下动脉根部。

● 如盆腔仍残留有小肠,则助手将其向升结肠外侧推开。

● 癌研有明医院常规进行直肠子宫陷凹的腹水脱落细胞学检查。

● 助手左手持钳抓住直肠上动脉的突起部分,右手与左手十字交叉,抓持直肠系膜,将直肠系膜如"斗牛布"状展开(图Ⅲ-4-2)。

助手左手

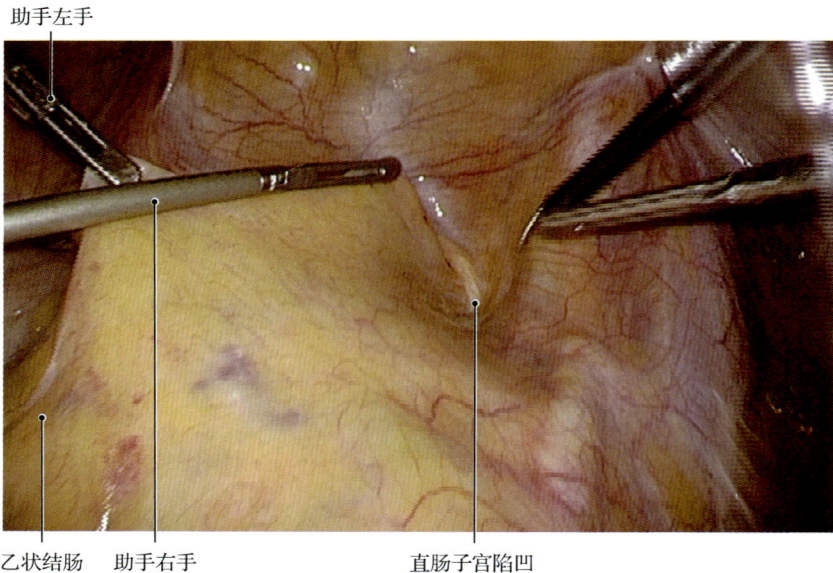

乙状结肠　助手右手　　　　　　　直肠子宫陷凹

图Ⅲ-4-2 **直肠系膜的展开**

● 术者确认右侧髂总动脉、右输尿管、骶岬的位置,切开系膜。

● 如果切开的层面正确,则上下清晰可见气泡进入。

● 继续向头侧、尾侧游离,将包含上腹下神经的脂肪推向背侧,再在适当的层面内向头侧、外侧游离。

4　肠系膜下动脉/肠系膜下静脉的处理及内侧入路的完成

● 确认将左输尿管及左侧性腺动静脉推向背侧后,沿血管将肠系膜下动脉腹侧的脂肪组织向中枢侧游离。

● 在可显露左结肠动脉与肠系膜下动脉的平面上,向外侧游离,直至显露肠系膜下静脉,将包含 No. 253 淋巴结的脂肪组织整块清扫。

● 然后,于肠系膜下动脉根部的中枢侧夹上一枚夹子,末梢侧以结扎速血管闭合系统进行离断。在同一水平同样处理肠系膜下静脉。

● 助手左手持钳抓住肠系膜下动脉断端及直肠上动脉血管蒂,并向尾侧、腹侧展开;右手持钳抓住直肠右侧的腹膜,于直肠后腔制造游离空间。

● 术者左手持钳将乙状结肠系膜向腹侧上推,进行内侧入路尾侧的游离。随着游离的推进,会与外侧贯通,至此完成内侧入路的操作。

5 外侧游离

- 术者将乙状结肠的肠脂垂或结肠系膜向内侧、头侧牵拉,游离乙状结肠外侧与腹膜的生理性粘连,切开腹膜,这样就与先前贯通的内侧入路层面连通,故在术者右手钳子可及的范围内适当游离降结肠外侧。
- 然后,游离直肠左侧,切开腹膜的范围也仅限于先前直肠后间隙游离结束时的范围。

6 直肠后腔的游离与神经的保留

- 将视野置于盆腔,助手左手持钳抓住右侧直肠腹膜的断端,右手于同一高度持钳抓住左侧直肠腹膜的断端,分别向 3 点、9 点方向牵拉,张开直肠后壁,将直肠向腹侧提拉,从而将直肠后腔清晰地展开(图Ⅲ-4-3)。
- 术者将纱布团置于直肠后壁,持续推压,维持张力,开始游离直肠后腔。

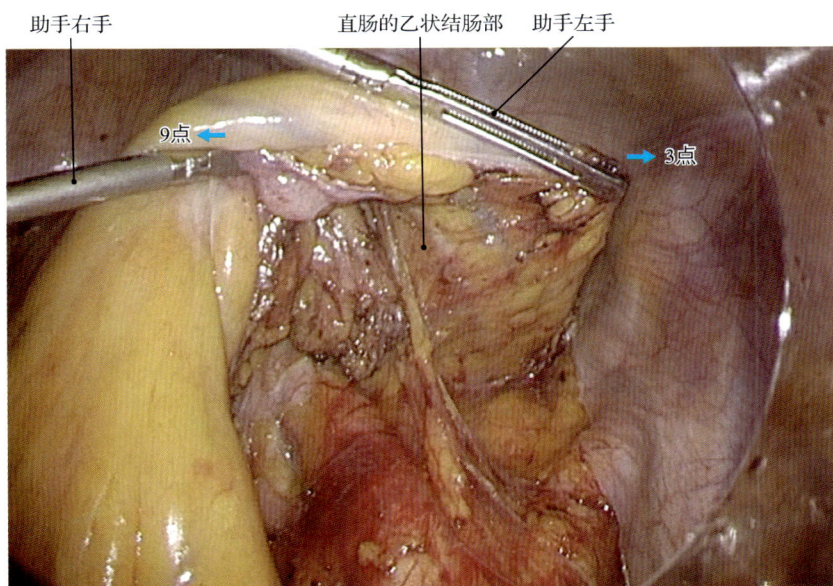

助手右手　　直肠的乙状结肠部　助手左手

9点　　　　　　3点

图Ⅲ-4-3 直肠后腔的游离

> **手术要点**　　　确认腹下神经的走行后，沿直肠系膜脂肪（黄色）与直肠后腔疏松结缔组织（白色）的分界线游离，则神经自然得以保留。

● 见到直肠的弧形走行，向左右拓展游离，然后再向尾侧继续游离。

7 **直肠左右两侧的游离与盆腔神经的保留**

● 直肠后腔的游离进行到一定程度后，切开直肠两侧的腹膜；如直肠后腔已经完全游离，则只需切开一层腹膜即可。

● 此时，助手左手持钳大把抓持直肠后壁向腹侧上抬，视野展开后即可显露更深部的直肠后壁（图Ⅲ-4-4），术者辨认肛提肌，于肛提肌表面向左右扩大游离范围，进行充分游离，直至见到女性的阴道或男性的精囊腺下缘为止。

● 通过以上操作，保留左右两侧的盆腔神经，最后只剩下正中的尾骨直肠韧带（hiatal ligament）及左右两侧的腹膜。

8 **直肠前壁的游离**

● 将直肠后腔游离操作所残留的左右两侧腹膜切开，同时切开直肠前壁的腹膜。

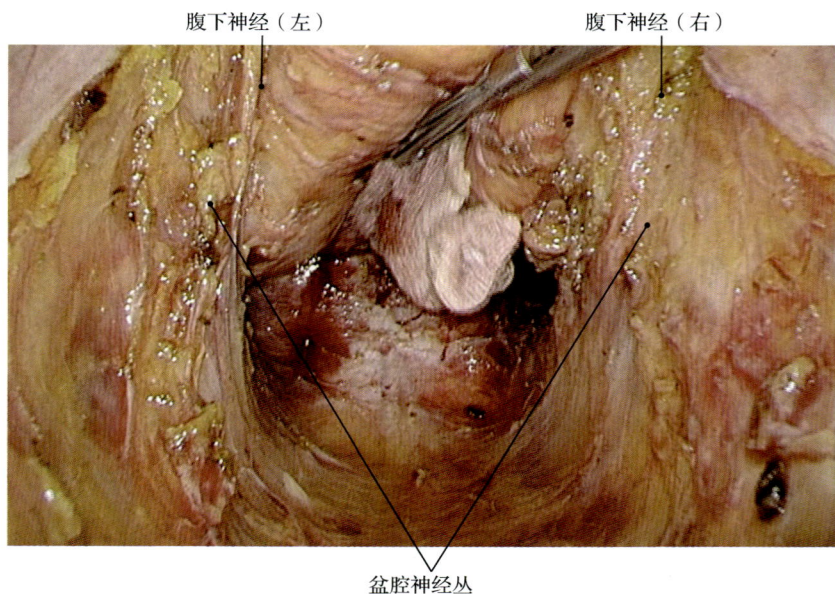

腹下神经（左）　　　　　　　　　腹下神经（右）

盆腔神经丛

图Ⅲ-4-4 **肛提肌的游离**

- 从直肠前壁腹膜的左侧开始游离,可见到男性的精囊腺或女性的阴道(图Ⅲ-4-5A)。此时,直肠后腔已经被充分游离。
- 切开神经血管束可致出血,故应注意避开。将直肠后腔的游离层向前壁延展,则神经血管束变得易于辨认,进而减少对神经血管束的损伤(图Ⅲ-4-5B)。

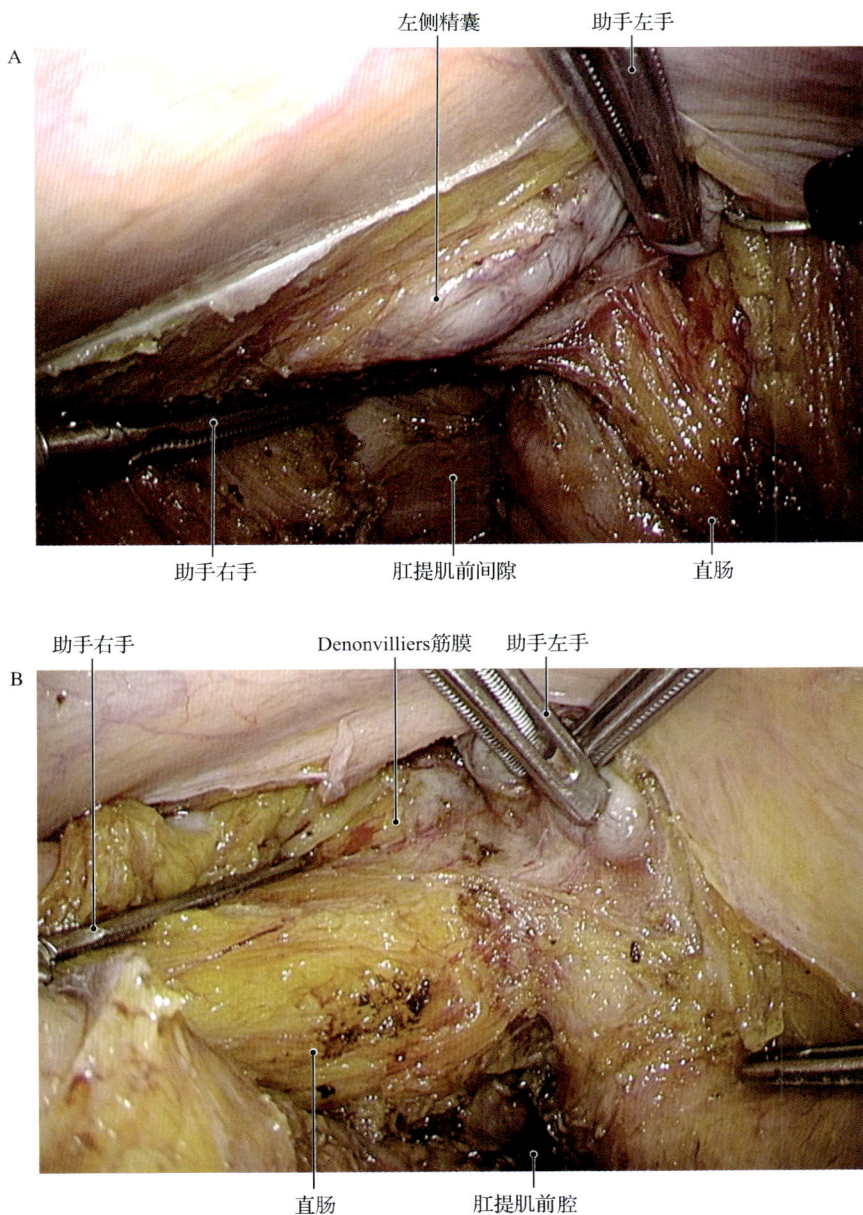

左侧精囊　　助手左手

A

助手右手　　肛提肌前间隙　　直肠

助手右手　　Denonvilliers筋膜　助手左手

B

直肠　　肛提肌前腔

图Ⅲ-4-5 直肠前壁的游离

● 直肠前壁腹膜的右侧也同样进行游离，于正中处与左侧的游离层打通。

● 助手用两把钳子将精囊腺向腹侧上抬（屏风状展开）；术者左手持钳将直肠向背侧推压，并于直肠与前列腺或阴道之间进行锐性游离（图Ⅲ-4-6）。

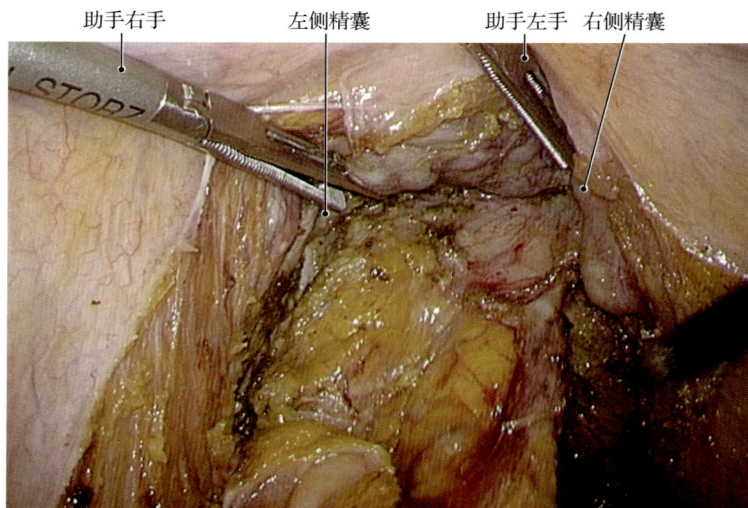

图Ⅲ-4-6　前列腺与直肠之间的游离

9 切开肛提肌

● 回到直肠后壁，采用能量设备切开左右两侧的肛提肌。根据肿瘤的距离，决定离断线位置。

● 继续切开操作，即可见到坐骨直肠窝的脂肪组织。连通左右肛提肌的切开线，于肛提肌的尾侧附着处加以离断。

● 在此层面内，向左右侧、肛门侧扩展，后壁1/2周尽量往肛门侧游离，则后面的会阴部的操作就会变得很容易（图Ⅲ-4-7）。

10 离断乙状结肠，制作人工肛门

● 盆腔操作完成后，在转至会阴部操作前，以自动缝合器于预定离断处将乙状结肠离断。

● 于预定造口处切开皮肤、皮下组织，将口侧的乙状结肠断端直接提出造口（也可经后腹膜途径提出来）。

● 通过右上方5mm的穿刺孔置入引流管至盆底，关闭创口，翻转肠管，形成人工肛门。

直肠

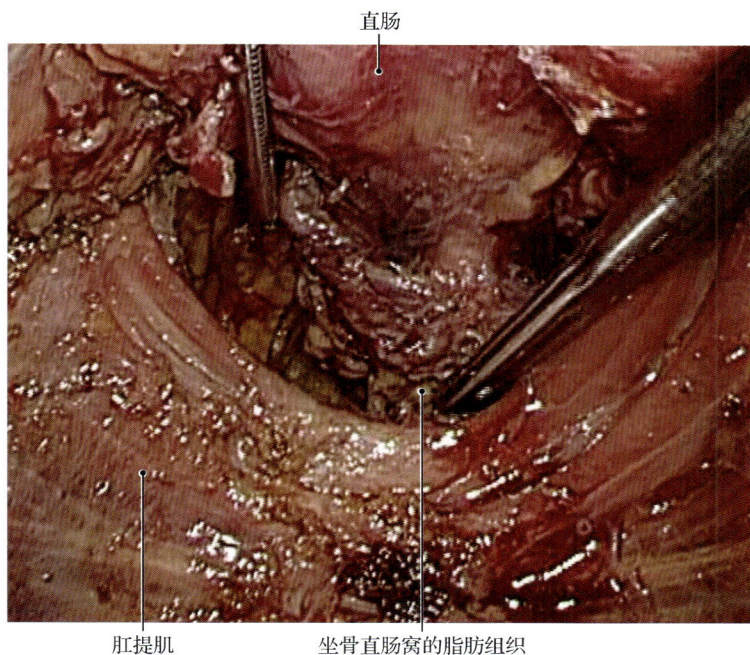

肛提肌　　　　　　　　　坐骨直肠窝的脂肪组织

图Ⅲ-4-7 切开肛提肌

11 折刀位进行会阴部的操作

- 为便于会阴部的操作,患者取折刀位(图Ⅲ-4-8)。
- 此时,为避免人工肛门发生破溃,需调整左下腹减压垫的位置。
- 肛门以丝线行荷包缝合后,用标记笔以肛门为中心做半径为 2~3cm 的圆形标记,并行全周切开(图Ⅲ-4-9)。

以胶布牵开皮肤　肛门行荷包缝合

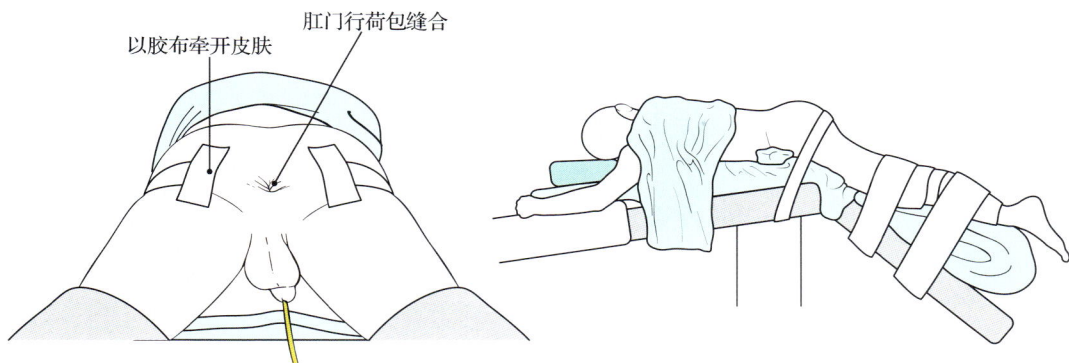

图Ⅲ-4-8 折刀位

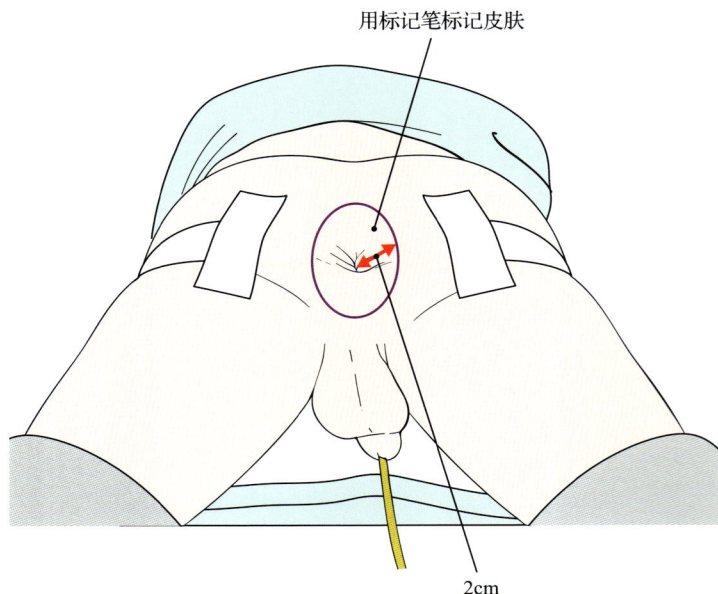

用标记笔标记皮肤

2cm

图Ⅲ-4-9　肛门的荷包缝合法与标记

- 从患者的背侧开始,切开皮下脂肪。通过触诊确认尾骨,在尾骨前方切开,由于腹腔操作已游离至臀部皮肤附近,故在背侧很快就可与腹腔内的游离层打通。

- 将腹腔操作时未离断的残留肛提肌切开,在直肠侧后壁游离 2/3 周时,将乙状结肠翻出腹腔外,在直视下即可确认直肠与前列腺、尿道的位置关系。同时,也可辨认前列腺左右外侧缘"倒八字"形走行的神经血管束。在腹腔镜下保留神经血管束,并将直肠与肛管自周围组织进行游离。

- 折刀位的最大优点就是能获得以上操作视野。

- 腹腔操作的直肠前壁游离终点在前列腺下缘附近。前列腺下缘至尿道附近没有明确的游离层,因此,应根据肿瘤的浸润程度,打通腹腔内的游离层与会阴部的游离层,在直肠尿道肌的最佳位置离断,并摘除标本(图Ⅲ-4-10)。此时,由于游离层与尿道靠得很近,故直视下确认无尿道损伤后,再完成会阴部的操作。

手术要点	可见神经血管束于前列腺左右外侧缘呈"倒八字"形走行,收束于尿道;注意保留神经血管束;由于游离层与尿道贴近,故操作时应避免过度牵拉尿道,可以经常触诊导尿管,同时设定合适的游离层。

左侧盆腔神经丛　　　　　　　右侧盆腔神经丛

左侧神经血管束　　　　精囊　　右侧神经血管束

左侧神经血管束　　　精囊　右侧神经血管束

前列腺

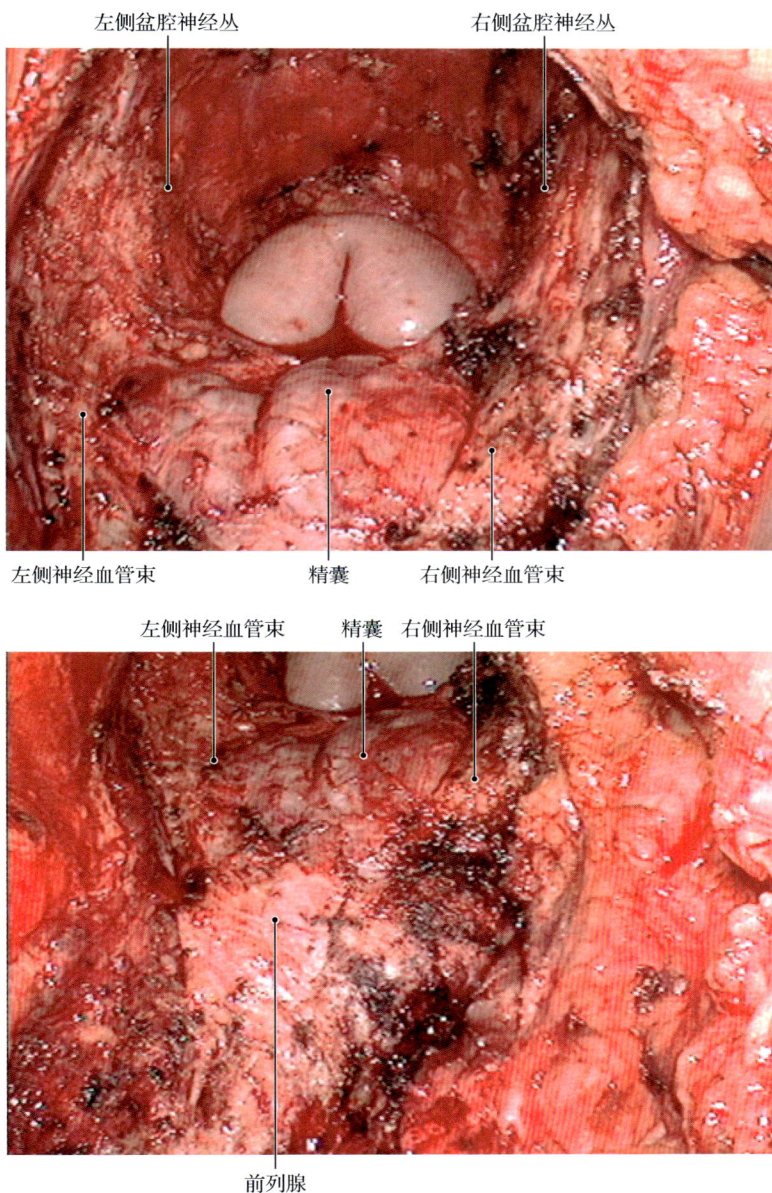

图Ⅲ–4–10 摘除标本后

12 调整引流管位置,关闭创口

● 冲洗、止血后,调整先前在腹腔镜下放置的引流管的位置,创口以 2–0 尼龙线关闭,结束手术(于折刀位完成手术)。

5 侧方淋巴结清扫

癌研有明医院消化中心大肠外科　**福冈宏伦、秋吉高志**

适应证

在癌研有明医院,对于肿瘤下缘位于腹膜反折以下、浸润深度超过固有肌层的进展期 Rb 癌,常规进行术前放化疗(CRT: S–1+50.4Gy)。在进行术前 CRT 前(初诊时),如 CT 或 MRI 发现侧方淋巴结区域有淋巴结肿大(长径 7mm 以上)时,则无论 CRT 以后的影像学检查结果如何,均进行患侧的侧方淋巴结清扫。即使侧方淋巴结长径未满 7mm,但根据 MRI 中淋巴结的内部结构(内部信号强度不均一)及边缘结构怀疑有侧方转移的情况时,则也要进行患侧的侧方淋巴结清扫。

术前检查

● 通过术前影像学检查(CT、MRI),仔细确认血管走行,把握转移淋巴结的部位及其与周围脏器的位置关系。

● 在日本,侧方淋巴结清扫的对象是 No.263、No.273、No.283、No.293 淋巴结(《大肠癌处理规约》第 8 版),但转移频率最高的是髂内动脉末梢的淋巴结(No.263D),故以 No.263、No.283 作为主要清扫范围。但如术前行影像学检查后怀疑 No.273、No.293 区域有淋巴结转移,则也予以清扫。

● 原则上保留自主神经与髂内静脉,但如侧方淋巴结已浸润神经、髂内静脉或与之粘连,则为合并切除神经(腹下神经、盆腔神经丛、神经血管束)或髂内静脉的指征,因此,术前必须进行充分评估。

手术步骤

1 手术配置

2 输尿管的游离与展开

3 显露清扫范围的外侧缘

4 脐动脉索外侧的游离

5 闭孔神经的确认与闭孔动静脉末梢的离断

6 膀胱下动静脉周围的清扫

手术技巧

1 手术配置

- 使患者全麻下取截石位。
- 切开脐孔,插入 12mm 的穿刺器作为观察孔,在右下腹也插入 12mm 的穿刺器。为便于垂直离断直肠,穿刺部位应尽量靠近尾侧、内侧,同时要避免损伤腹壁下动脉。
- 在右下腹 12mm 穿刺孔头侧约 6cm 处,插入 5mm 的穿刺器。左下腹及其头侧约 6cm 处分别插入 5mm 的穿刺器,一共插入 5 个穿刺器。
- 为进行右侧侧方淋巴结清扫,有时将左侧的其中一个穿刺器改为 12mm;为避免小肠坠入盆腔,采用头低位,原则上不旋转手术床。
- 清扫右侧侧方淋巴结时,术者站于清扫侧的对侧,助手、扶镜手站于清扫侧,通过观看两腿间的显示器进行操作(图Ⅲ-5-1)。

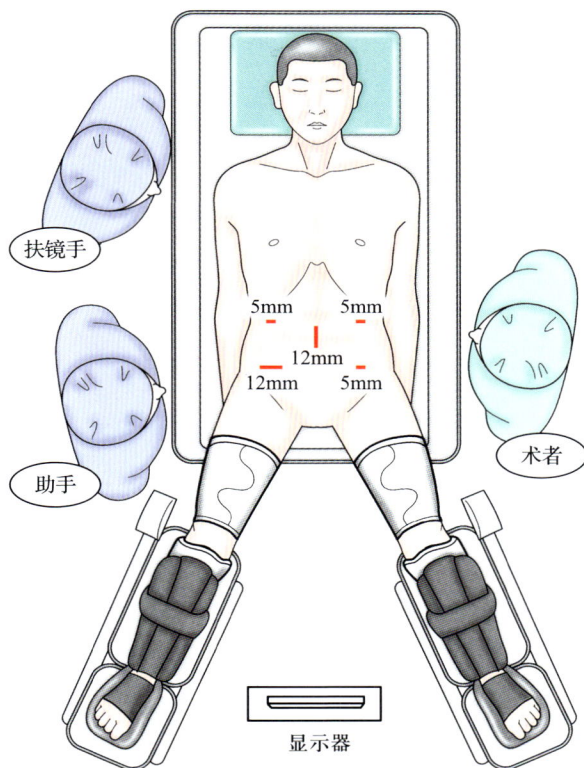

扶镜手

5mm　　5mm

12mm

12mm　　5mm

术者

助手

显示器

图Ⅲ-5-1 手术配置(清扫右侧侧方淋巴结)

2 输尿管的游离与展开

● 从髂总动脉近旁开始将输尿管与腹下神经前筋膜一起进行游离。

> **手术要点**　　尾侧的游离，尽量游离至膀胱侧。

● 将输尿管腹下神经前筋膜视为一扇屏风，充分游离至膀胱下动脉。以血管吊带将输尿管向内侧牵拉，即可确保清扫时的视野清晰（图Ⅲ-5-2）。

● 为保证闭孔区域的视野清晰，男性患者可将腹膜切开直至可确认输精管，女性如卵巢、输卵管妨碍视野，最好将其缝合在腹侧的腹膜上并进行悬吊。

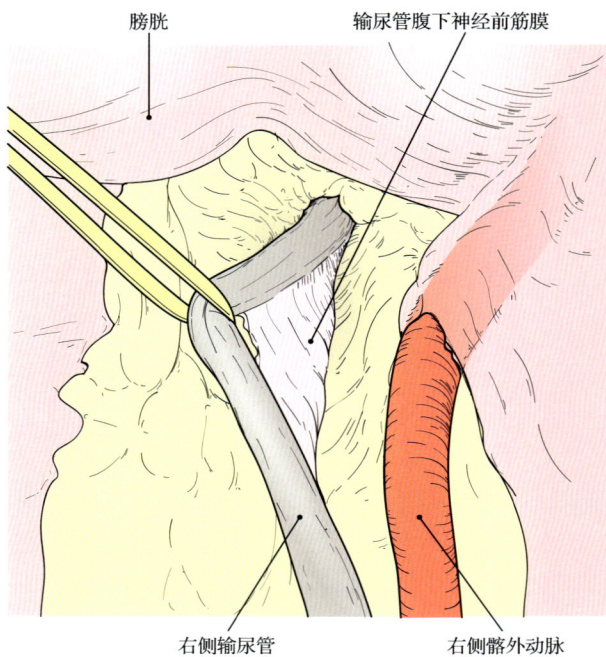

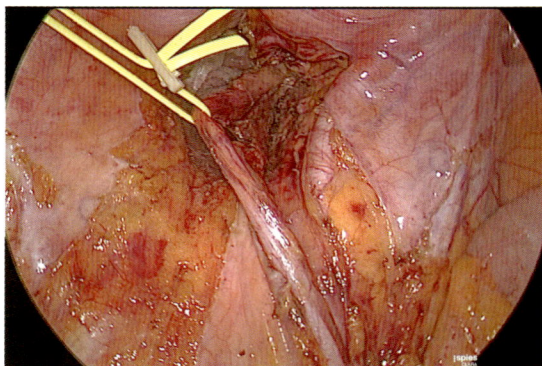

膀胱　　　　　　　　　　　　　　　输尿管腹下神经前筋膜

右侧输尿管　　　　　　　　　　右侧髂外动脉

图Ⅲ-5-2　输尿管腹下神经前筋膜的游离

3 显露清扫范围的外侧缘

● 确认从髂总动静脉发出的髂外动静脉,并显露其全长(图Ⅲ-5-3,Ⅲ-5-4)。

● 切开髂外动静脉内侧缘的结缔组织,即可露出腰大肌,将腰大肌、闭孔内肌作为清扫范围的外侧缘,剥离清扫的组织。

● 此时,助手将肠钳略外旋,轻轻推压髂外动静脉。

● 闭孔内肌内有细小的动静脉流入,游离时应适当止血。

右侧输尿管
输尿管腹下神经前筋膜
右侧髂外静脉
右侧髂外动脉

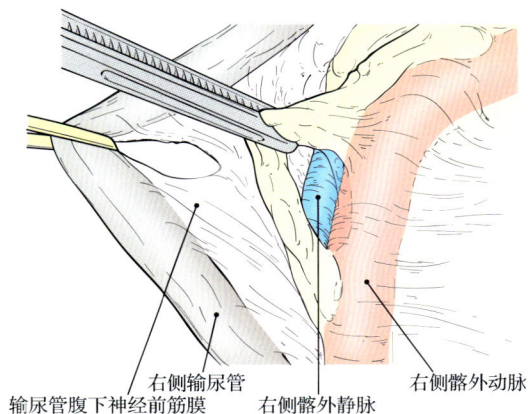

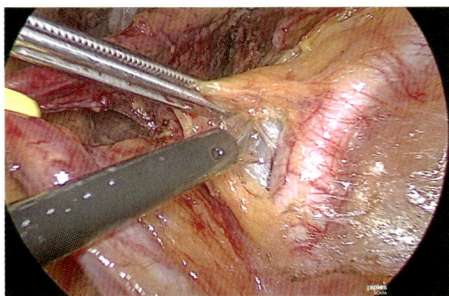

图Ⅲ-5-3 显露髂外动静脉(1)

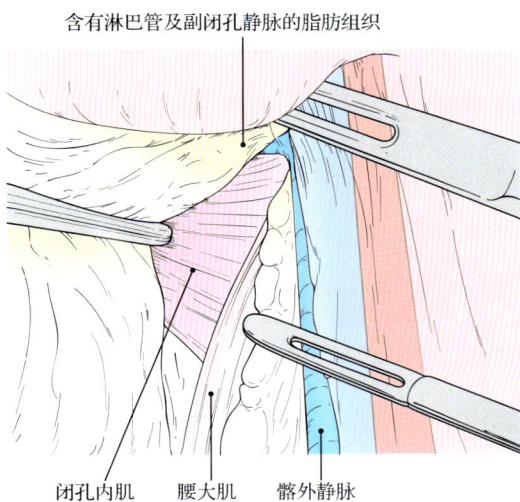

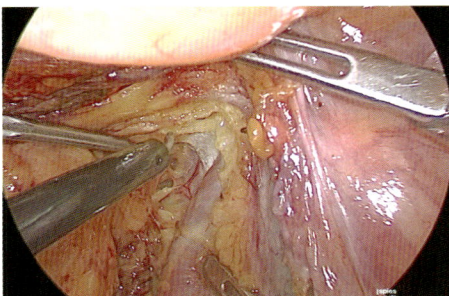

含有淋巴管及副闭孔静脉的脂肪组织

闭孔内肌　腰大肌　髂外静脉

图Ⅲ-5-4 显露髂外动静脉(2)

4 脐动脉索外侧的游离

- 在髂内动脉系统（旧称：下腹动脉）与膀胱之间，存在膀胱腹下筋膜的膜状结缔组织，呈屏风状，其头侧顶点为脐动脉。术者将脐动脉索向内侧牵拉，沿膀胱腹下筋膜，向尾侧游离闭孔区域的清扫组织（图Ⅲ-5-5）。
- 此时，助手将闭孔区域的清扫组织向外侧牵拉，维持一定张力，术者即可很自然地在闭孔区域的清扫组织与膀胱之间进行游离。

5 闭孔神经的确认与闭孔动静脉末梢的离断

- 如果继续进行沿闭孔内肌的外侧游离与沿膀胱腹下筋膜的游离，即可确认闭孔动静脉的末梢以及闭孔神经。由于有时可见到发自髂外动静脉的副闭孔静脉，因此游离时应避免将其损伤（图Ⅲ-5-6）。
- 所有病例均离断闭孔动静脉。
- 切除闭孔神经周围的脂肪组织，对整个闭孔神经进行游离。

手术注意事项	显露闭孔神经中枢侧时，注意避免损伤髂内外静脉的分支。

- 在中枢侧，将闭孔动静脉自髂内动静脉发出处予以离断，沿膀胱腹下筋膜向尾侧游离，直至可显露清扫范围的下界——肛提肌腱弓（图Ⅲ-5-7）。
- 然后，在背侧可显露出髂内动脉的主干。

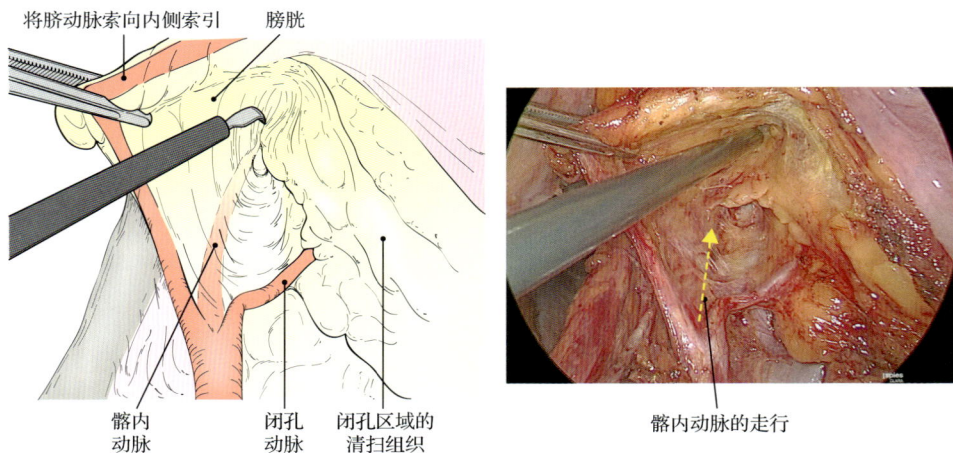

将脐动脉索向内侧索引　　膀胱

髂内动脉　　闭孔动脉　　闭孔区域的清扫组织

髂内动脉的走行

图Ⅲ-5-5 脐动脉索外侧的游离

闭孔动脉　副闭孔静脉　淋巴管的夹子

闭孔内肌　闭孔神经　腰大肌

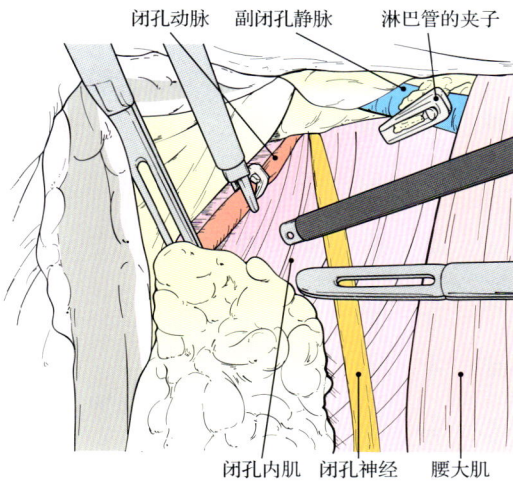

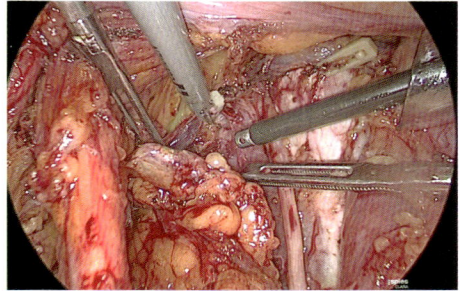

图Ⅲ-5-6 副闭孔静脉的游离

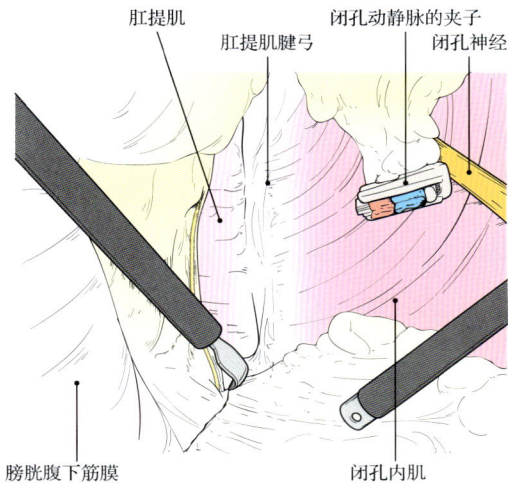

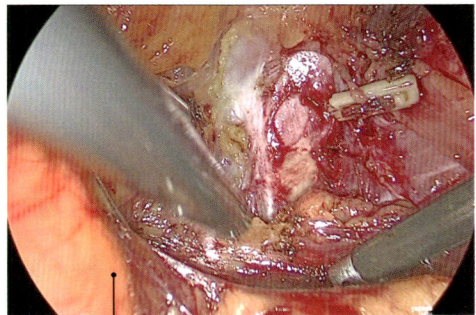

肛提肌
肛提肌腱弓　　闭孔动静脉的夹子
　　　　　　　闭孔神经

膀胱腹下筋膜　　　　　闭孔内肌　　　膀胱腹下筋膜

图Ⅲ-5-7 显露肛提肌腱弓

6 膀胱下动静脉周围的清扫

- 膀胱下动静脉周围的侧方淋巴结转移最多见。如保留膀胱下动静脉,则不便于清扫,故癌研有明医院多将其离断(图Ⅲ-5-8)。
- 切开膀胱腹下筋膜,沿髂内动静脉的主干继续向尾侧游离,直至阴部内动脉汇入 Alcock 管(阴部管)内。
- 在游离过程中,将发自髂内动静脉的膀胱下动静脉于根部离断。
- 在末梢侧,于进入膀胱处离断膀胱下动静脉。

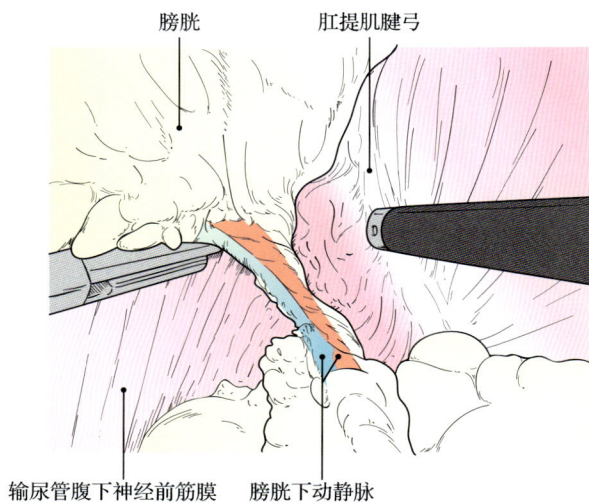

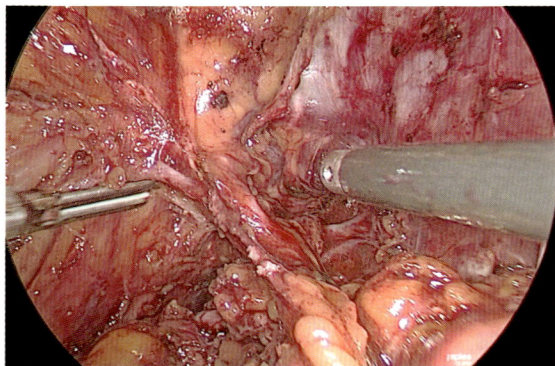

膀胱　　　肛提肌腱弓

输尿管腹下神经前筋膜　　膀胱下动静脉

图Ⅲ-5-8 膀胱下动静脉周围的清扫

手术要点

膀胱下有多支动静脉，术者根据术前影像学表现怀疑膀胱附近存在转移性淋巴结时，则应沿膀胱壁进行彻底地清扫（图Ⅲ-5-9）。

膀胱
闭孔内肌
闭孔神经

膀胱下动脉
输尿管腹下神经前筋膜
输尿管

髂内静脉
髂外静脉
髂外动脉
髂内动脉

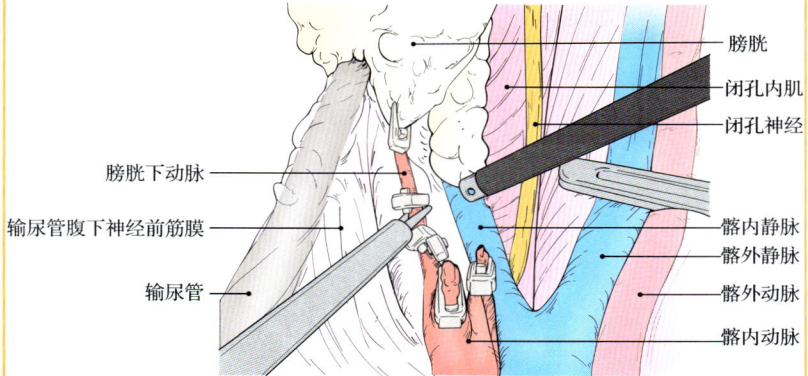

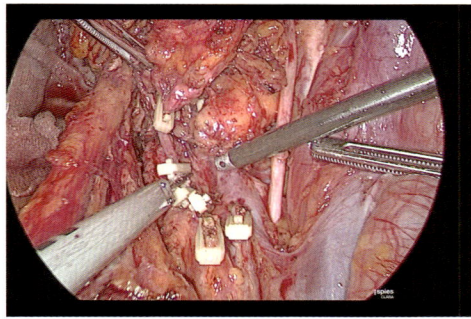

图Ⅲ-5-9 沿膀胱壁进行清扫（仰视）

● 如淋巴结转移紧贴脐动脉，需要在中枢侧离断脐动脉（图Ⅲ-5-10）。

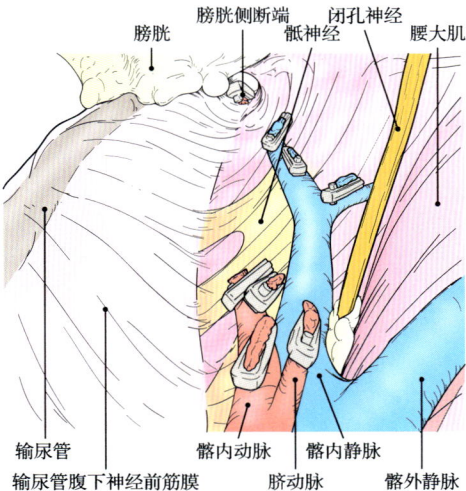

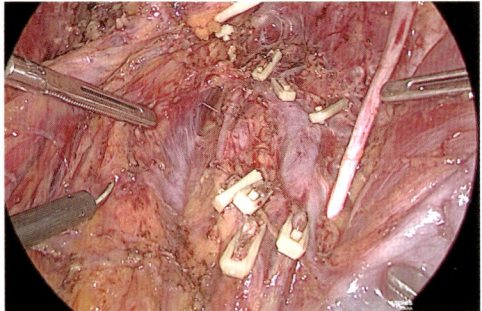

膀胱　膀胱侧断端　闭孔神经　腰大肌
骶神经

输尿管
输尿管腹下神经前筋膜　髂内动脉　髂内静脉　髂外静脉
脐动脉

图Ⅲ-5-10 离断脐动脉

●完成侧方淋巴结清扫（图Ⅲ-5-11）。

手术要点	处理髂内静脉时，务必要识别并准确处理其背侧方向的属支——臀下静脉。

术后检查

●合并切除自主神经时，由于切除程度不同，可能出现排尿功能障碍，应根据泌尿外科会诊意见，给予患者口服药物或指导患者进行自主排尿。

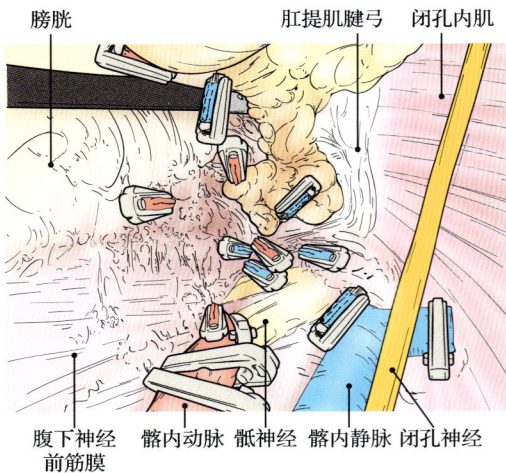

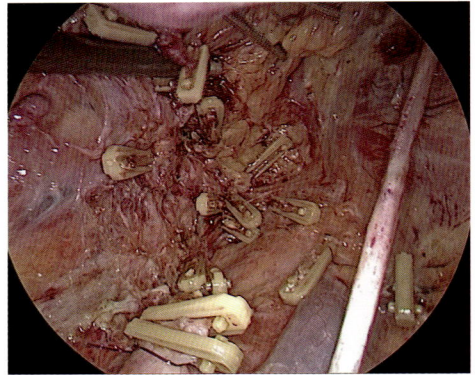

●约5天后拔除盆腔引流管。

膀胱　　肛提肌腱弓　闭孔内肌

腹下神经　髂内动脉　骶神经　髂内静脉　闭孔神经
前筋膜

图Ⅲ-5-11 右侧侧方淋巴结清扫结束（离断髂内动静脉）

参考文献

[1] Akiyoshi T, et al: Laparoscopic salvage lateral pelvic lymph node dissection for locally recurrent rectal cancer. Colorectal Dis 2015; 17: 213-6.

[2] Akiyoshi T, et al: Selective lateral pelvic lymph node dissection in patients with advanced low rectal cancer treated with preoperative chemoradiotherapy based on pretreatment imaging. Ann Surg Oncol 2014; 21: 189-96.

[3] Akiyoshi T, et al: Indications for lateral pelvic lymph node dissection based on magnetic resonance imaging before and after preoperative chemoradiotherapy in patients with advanced low-rectal cancer. Ann Surg Oncol 2015; 22: 614-20.

6 腹腔镜下全盆腔脏器切除

癌研有明医院消化中心大肠外科　**小仓淳司、秋吉高志**

背景

● 全盆腔脏器切除术（total pelvic exenteration，TPE）是指切除盆腔内泌尿、生殖及消化系统的全部脏器的手术方式。联合骶骨切除时称为联合骶骨切除的全盆腔脏器切除术（TPE with sacrectomy）。TPE 是为了确保肿瘤的环周切缘，实现 R0 切除（根治性切除）而将肿瘤及受累脏器整块切除的一种手术方式。TPE 的适应证为肿瘤浸润前列腺、膀胱三角等部位的直肠癌，此时前列腺及膀胱难以保留。男性直肠的前方为膀胱、精囊腺、前列腺，而女性直肠的前方为子宫、阴道，在行 TPE 手术的患者中，男性多于女性（图Ⅲ-6-1）。同时，TPE 术后不可避免地需要两处造口（尿路造口与结肠造口）作为新的排泄出口。

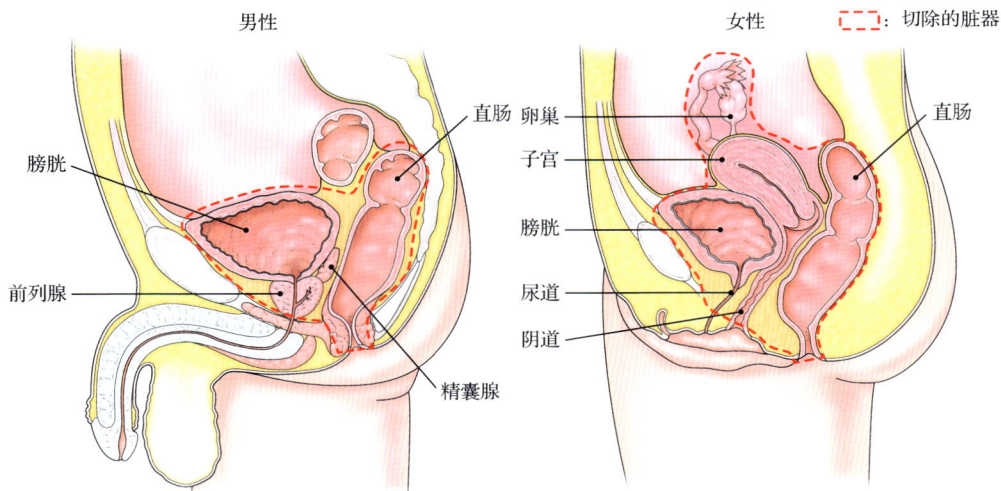

图Ⅲ-6-1　盆腔内脏器

● 癌研有明医院在大量开展腹腔镜下直肠癌手术、侧方淋巴结清扫及复发性手术的基础上，近年来也开展了腹腔镜下 TPE。由于腹腔镜下 TPE 的报道还很少，现将癌研有明医院实施的 13 例腹腔镜下 TPE 与 18 例开腹 TPE 进行比较，开腹组的手术时间为 875 分钟（以上为中位时间），腹腔镜组的手术时间为 829 分钟，未见显著性差异（$P=0.660$），但腹腔镜组的出血量明显较少（腹腔镜组 930ml，开腹组 3003ml，$P=0.0001$）。其原因为腹腔镜的放大作用使视野清晰，有助于辨认、处理易于出血的髂内静脉系统的细小血管，而且也可以控制因气腹压力引起的静脉性出血。另外，即使是占据盆腔的巨大肿瘤，腹腔镜下 TPE 也可在肿瘤以外采用各种不同入路，并在狭窄的骨盆内获得良好的视野。然而，在 TPE 中需要处理变化丰富的血管，一旦血管破裂出血，控制起来比较困难，因此，TPE 也是一种需要主刀医生具有娴熟技术的手术。

适应证

■ **前方浸润，导致泌尿系统的脏器受累，通过联合脏器切除，有望实现 R0 切除的结肠癌、直肠癌或盆腔内肿瘤（包括肿瘤复发）。**

● TPE 适应证的确定，通常需要慎重考虑手术与术后生活质量（QOL）的平衡。对于后方或侧方浸润，一般将 S2 下缘以上的骶骨浸润或坐骨神经浸润视为不可切除的部分。同时，由于患者的病情、全身状况及术者经验不同，适应证的选择存在很大差异。

● 尽管该术式也适合盆腔内复发性肿瘤，但对于复发性肿瘤，难以进行定性分析，故本节仅介绍针对原发性结肠癌 / 直肠癌的手术技巧。

术前检查

● 肿瘤学检查：下消化道内镜检查、消化道造影检查、胸腹盆（造影）CT、下腹部（造影）MRI、膀胱镜检查、直肠指检、经阴道超声检查等。
● 耐受性检查：（负荷）心电图、心脏超声检查、呼吸功能检查、血液检查等。
● 双重造口的标记。
● 泌尿科、整形外科、骨科会诊，于术前共同准备与协同手术。

手术步骤

1 插入穿刺器
2 内侧入路
3 外侧入路
4 直肠背侧的游离
5 输尿管的游离、离断、插管

6 侧方清扫
7 背静脉复合体的处理（腹腔内入路、会阴入路）
8 制作回肠导管
9 冲洗腹腔、填充大网膜、放置引流管
10 制作结肠造口

手术技巧

1 插入穿刺器(图Ⅲ-6-2)

● 采用五孔法,与腹腔镜直肠癌手术基本相同,但左右两侧均置入 12mm 的穿刺器。同时要保证术者无论是站在左侧还是右侧均可进行操作。

● 受耻骨的限制,如直肠前方操作困难,可于下腹正中处置入 5mm 的穿刺器。

2 内侧入路

参考前面章节。

3 外侧入路

● 在进行盆腔内操作前,与普通的直肠癌手术大致相同。

4 直肠背侧的游离

● 游离方法基本上与普通的直肠手术相同。但重要的是,如肿瘤无后方浸润,则尽量先游离背侧。

● 如骶骨、尾骨受到浸润,术者根据术前影像学检查的结果,完成肿瘤头侧的游离。而在原发性直肠癌中,需行高位骶骨联合切除的病例非常少。腹腔镜手术无法像开腹手术那样利用手术钉或手术针进行标记,故只能在腹腔内测量骶尾骨浸润处距骶岬的距离,并将含有骶正中静脉丛、骶外侧静脉丛的骶前组织进行电凝。然后,术者需要沿着离断线尽量离断肿瘤一侧的组织(梨状肌、尾骨肌、骶神经等),这样就可将会阴部操作的出血量减至最少。

手术要点	尽量先进行背侧的游离。

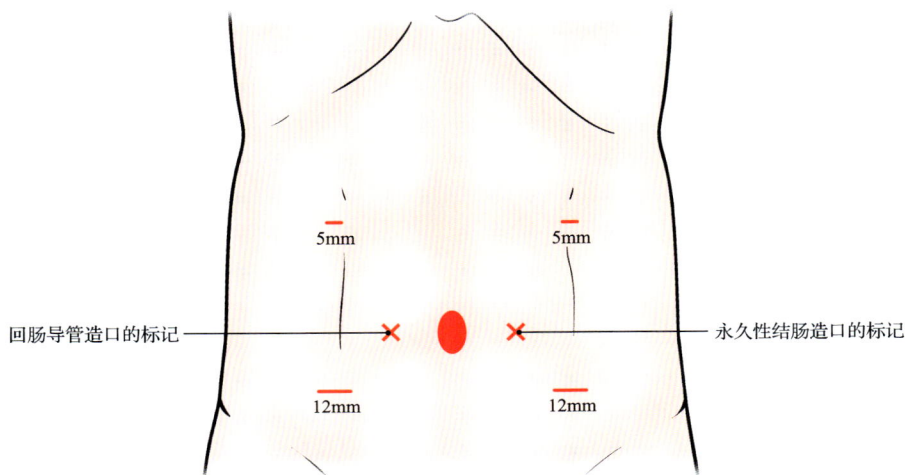

图Ⅲ-6-2 穿刺孔的位置

5 输尿管的游离、离断、插管

● 将双侧输尿管尽量向尾侧游离（图Ⅲ–6–3），并于末梢处离断。在中枢侧插尿管，并将尿液引出体外（体外用尿袋收集并测量尿量）。

6 侧方清扫

● 手术技巧与"侧方淋巴结清扫"基本相同，而且本术式如开放膀胱前腔、侧腔，则可获得更好的操作视野。但在后方游离前开放膀胱前腔与侧腔，则会导致膀胱下垂，进而难以确保后方游离的视野。

■ **膀胱前腔、侧腔的开放**

● 看到膀胱的轮廓后，术者在膀胱周围脂肪组织与耻骨之间，开放膀胱前腔（图Ⅲ–6–4，Ⅲ–6–5）。如无肿瘤浸润或炎症，则可进行钝性游离。同时向左右两侧拓展游离范围，并沿着显露的髂外血管游离，最终与后方离断线打通。

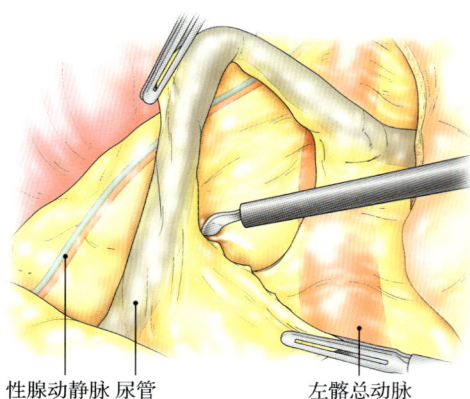

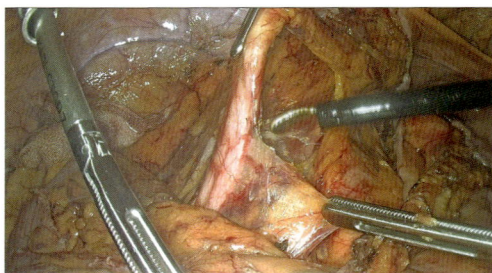

性腺动静脉 尿管　　　　左髂总动脉

图Ⅲ–6–3 输尿管的游离

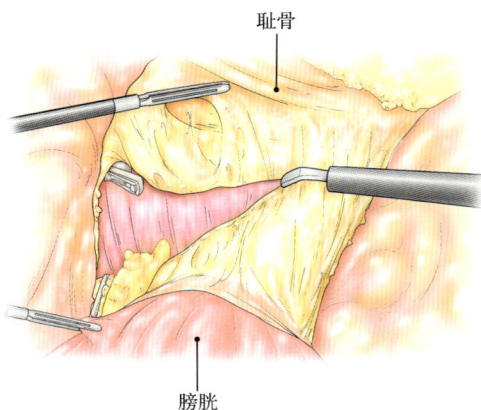

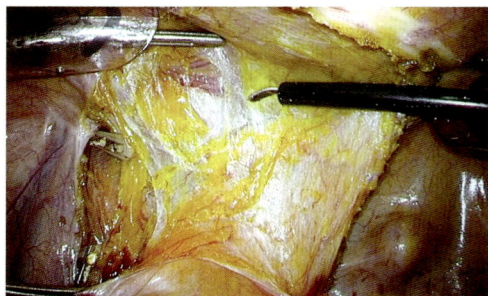

耻骨

膀胱

图Ⅲ–6–4 膀胱前腔的开放（1）

● 此时,必须离断的结构有两处,即正中侧的脐动脉索(脐内侧皱襞)与外侧的男性输精管或女性子宫圆韧带(图Ⅲ-6-6),术者分别予以离断。具体方法为:先离断闭孔动静脉的末梢,保留闭孔神经,再沿闭孔内肌自外侧向内侧进行离断,直至看到肛提肌腱弓为止。

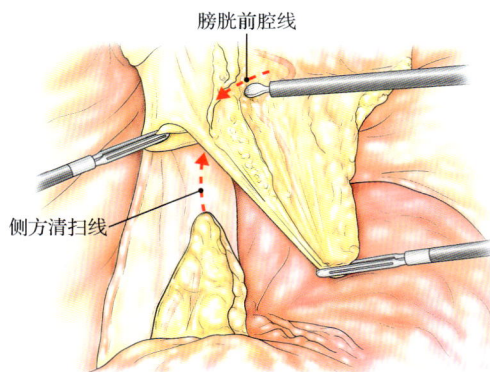

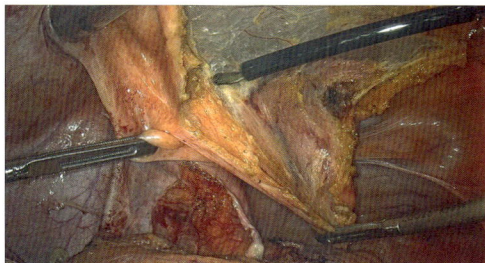

膀胱前腔线

侧方清扫线

图Ⅲ-6-5 膀胱前腔的开放(2)

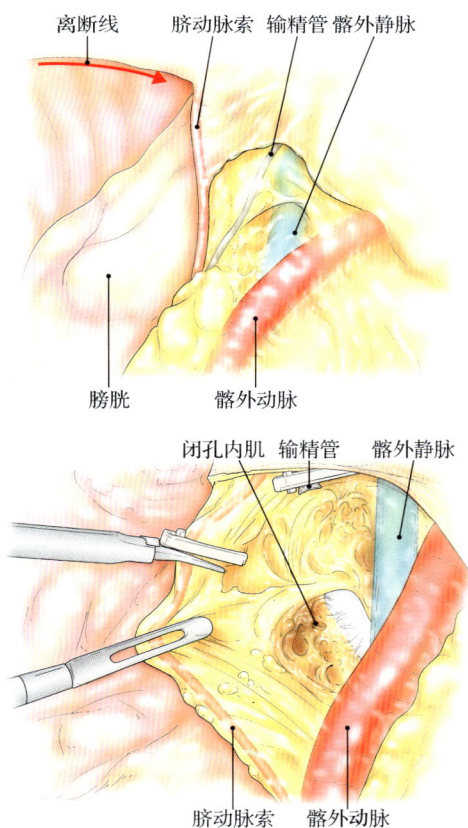

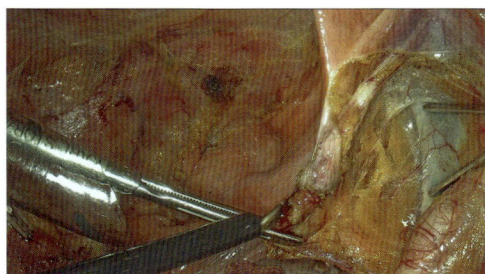

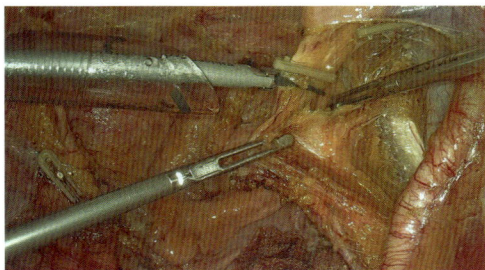

离断线　脐动脉索　输精管　髂外静脉

膀胱　　髂外动脉

闭孔内肌　输精管　髂外静脉

脐动脉索　　髂外动脉

图Ⅲ-6-6 脐动脉索、输精管的离断

● 最后自髂内动脉主干的分支处处理清扫下来的侧方区域脂肪组织,并将其与内侧的腹下神经及盆腔神经丛、盆腔内脏神经一起整块切除。在这一操作中,原则上要保留髂内静脉的主干,并小心处理其分支。

● 开放膀胱侧腔,即可于尾侧确认肛提肌。

● 在侧面,离断肛提肌筋膜,并离断前方的耻骨前列腺韧带,这时就能见到由背静脉复合体(DVC)覆盖的尿道前列腺部(图Ⅲ-6-7)。

手术要点	侧方清扫与侧方淋巴结清扫的手术技巧相同。

7 背静脉复合体的处理(腹腔内入路、会阴入路)

关于 DVC 的处理,有腹腔内处理与更换为俯卧位后的直视下处理两种。采用俯卧位处理时,耻骨后方在直视下视野清晰,所以处理 DVC 的视野也非常好,尽管变换体位有些费时,但可在直视下非常安全地处理 DVC。而行保留下段直肠的前盆腔脏器切除术时,则需要在腹腔内处理 DVC。如今,全盆腔脏器切除术基本上都是在腹腔镜下进行,而且如果处理得当,出血量极少。

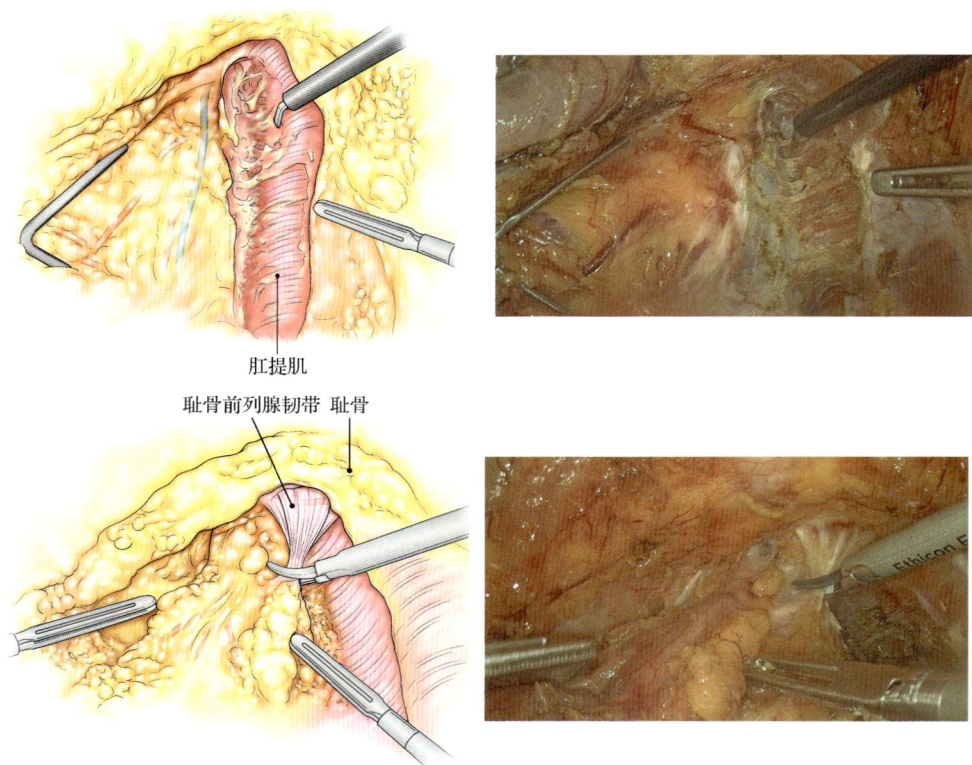

肛提肌

耻骨前列腺韧带 耻骨

图Ⅲ-6-7 肛提肌筋膜的离断

■腹腔内入路（图Ⅲ-6-8，Ⅲ-6-9）

- ●如前所述，前方由于有耻骨存在，钳子活动受限，此时可于下腹正中追加一个穿刺孔。该处的处理，必须采用高频电刀进行柔凝。
- ●用3-0可吸收缝合线结扎DVC的末梢侧，并于结扎线的中枢侧离断。对于细小的血管，应利用高频电刀进行柔凝，或使用超声凝固装置小心止血。如静脉性出血较多，可临时将气腹压力定为15mmHg，并采用头低位进一步处理；出血较少时，通过提高气腹压力即可有效控制出血。
- ●将尿道球囊插管前后晃动，确认尿道位置，拔除球囊，离断尿道，并将尿道断端在移除标本后进行缝合。

手术要点	应毫不犹豫地增加穿刺孔，提高气腹压力，大幅运针，一气呵成。

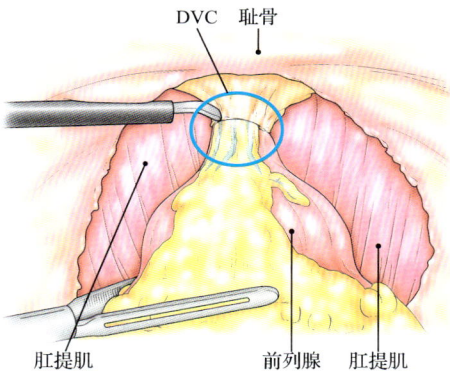

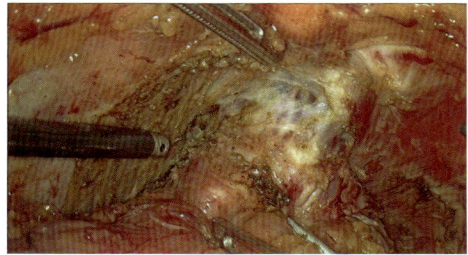

DVC　耻骨

肛提肌　　　　前列腺　肛提肌

图Ⅲ-6-8 DVC的处理（1）

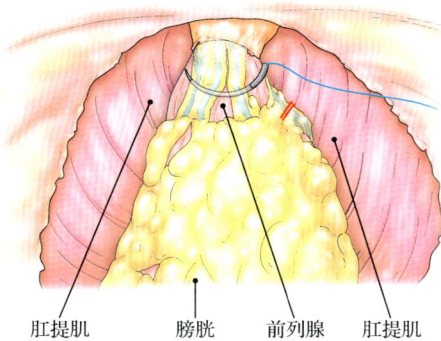

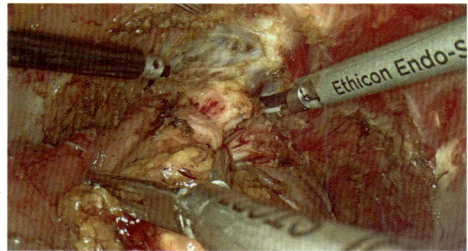

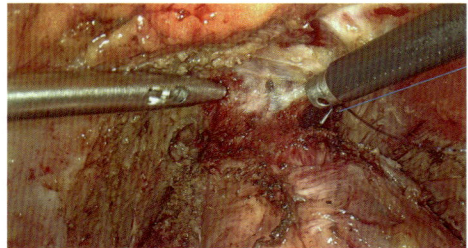

肛提肌　　膀胱　　前列腺　肛提肌

图Ⅲ-6-9 DVC的处理（2）

■ 会阴入路（图Ⅲ-6-10）

- 会阴部操作,除 DVC 的处理以外,参见Ⅲ直肠癌手术中第 4 节的"折刀位进行会阴部的操作"内容。在俯卧位下操作时,前壁的视野非常好。
- 首先将后壁、侧壁与腹腔内的游离间隙打通。
- 将尿道结扎、离断后（图Ⅲ-6-11）,即可确认 DVC,同样将 DVC 的头尾两侧进行结扎、离断（图Ⅲ-6-12）。摘除标本后,即可在直视下确认耻骨后方,通过压迫进行止血,确认出血点,仔细缝扎。

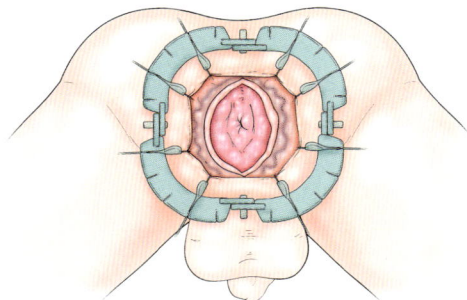

图Ⅲ-6-10 会阴入路

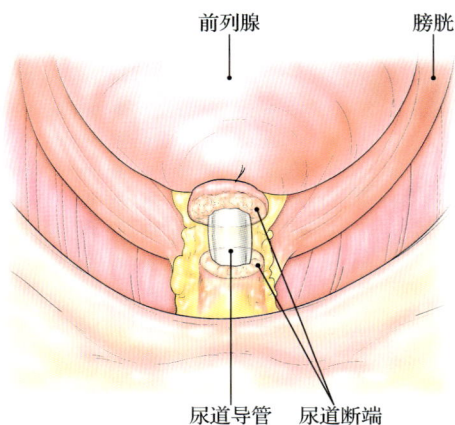

前列腺　　　膀胱

尿道导管　尿道断端

图Ⅲ-6-11 尿道的结扎、离断

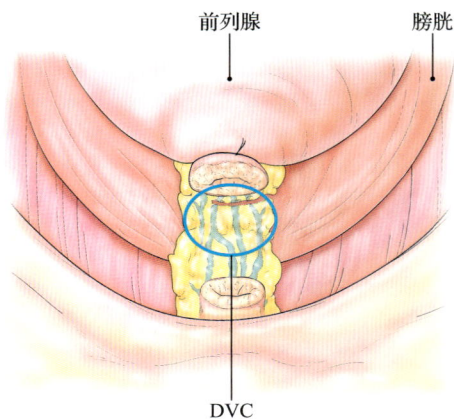

前列腺　　　膀胱

DVC

图Ⅲ-6-12 DVC 头尾两侧的结扎、离断

● 如果腹腔镜下视野不良或钳子操作不便,不必勉强,采用俯卧位可在直视下安全处理。摘除标本后,腹腔内如图Ⅲ–6–13所示。

8 制作回肠导管（图Ⅲ–6–14）

● 在回肠末端近侧 15~20cm 处,再向近侧取 20cm 的回肠作为导管（根据泌尿外科意见进行调整）。

● 保留回肠导管的血供,处理肠系膜。肛门侧的肠系膜处理距离要长一些,而口侧肠系膜处理至边缘动脉即可。贴近肠管处理口侧肠系膜后,离断肠管,全层缝合、封闭。将回肠导管置于吻合口背侧,行功能性端端吻合。关闭小肠系膜,操作时避免过度勒紧回肠导管系膜。

● 将左右输尿管分别与回肠导管吻合,左右输尿管吻合口之间的距离为1~1.5cm。

闭孔内肌　左侧闭孔神经　左侧闭孔动静脉　DVC处理部　尿道处理部　右侧闭孔神经
左侧闭孔内肌　右侧闭孔内肌
左侧髂外静脉　右侧髂外静脉

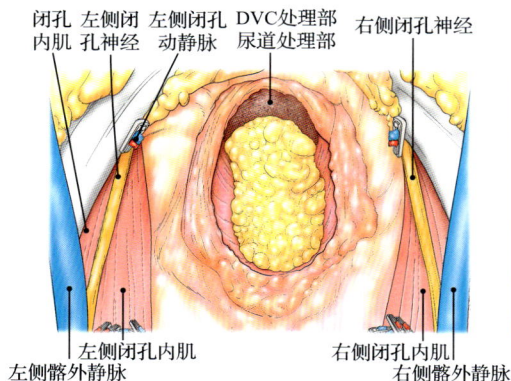

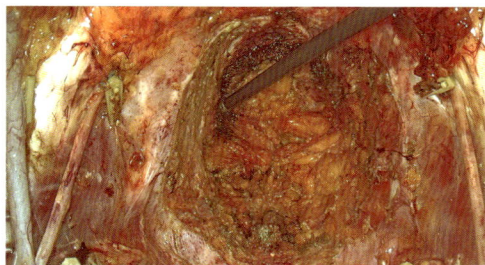

图Ⅲ–6–13　摘除标本后的腹腔

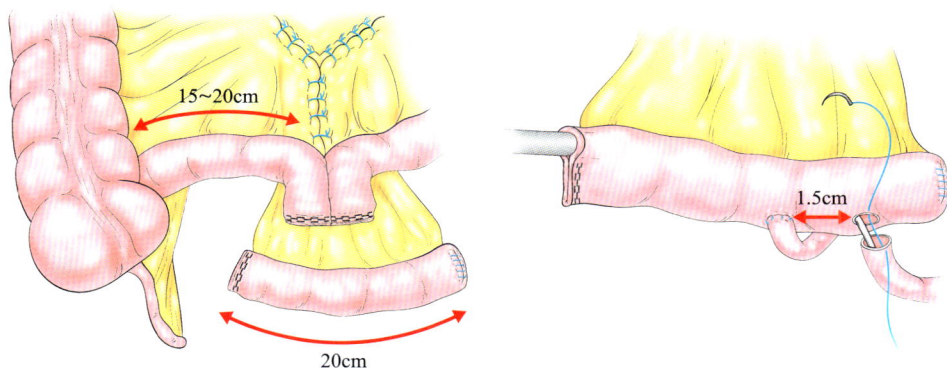

15~20cm

20cm

1.5cm

图Ⅲ–6–14　制作回肠导管

9 冲洗腹腔、填充大网膜、放置引流管（图Ⅲ-6-15）

● 由于盆腔内缺损大，如有可能，以大网膜填充盆腔。

10 制作结肠造口

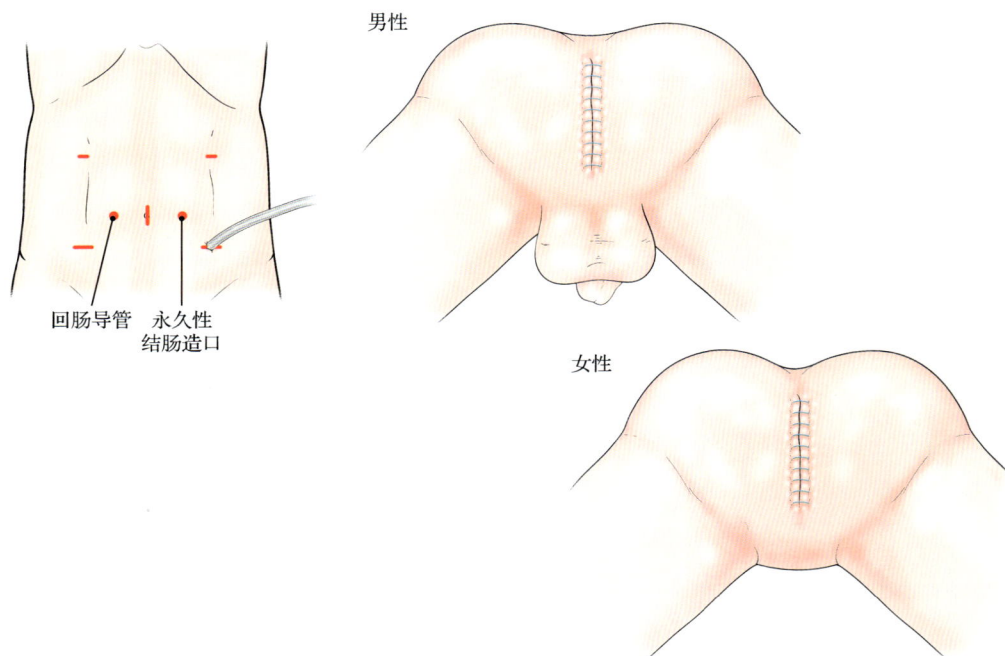

男性

回肠导管　永久性
　　　　　结肠造口

女性

图Ⅲ-6-15　放置引流管

参考文献

［1］Akiyoshi T, et al: Selective lateral pelvic lymph node dissection in patients with advanced low rectal cancer treated with preoperative chemoradiotherapy based on pretreatment imaging. Ann Surg Oncol 2014; 21: 189-96.

［2］Nagasaki T, et al: Laparoscopic salvage surgery for locally recurrent rectal cancer. J Gastrointest Surg 2014; 18: 1319-26.

［3］Ogura A, et al: Safety of Laparoscopic Pelvic Exenteration with Urinary Diversion for Colorectal Malignancies. World J Surg 2016; 40: 1236-43.

［4］池田正孝，ほか：ここまでできた！直腸癌の低侵襲手術. 消化器外科 2015; 11: 1717-20.

［5］Uehara K, et al: Initial experence of laparoscopic pelvic exenteration and comparison with conventional open surgery. Surg Endosc 2016; 30: 132-8.

IV. 其他脏器联合切除, 重建

1 胰头十二指肠切除

癌研有明医院消化中心肝胆胰外科　**斋浦明夫**

适应证

- 浸润胰头的右侧结肠癌或横结肠癌以及胰头部淋巴结转移成团的病例。
- 结肠、十二指肠之间形成内瘘的病例,多需行胰头十二指肠切除。但结肠仅与部分十二指肠紧贴时,有时可行十二指肠部分切除。
- 最终应平衡包括患者状态在内的总体手术风险与手术的根治性,再决定能否行胰头十二指肠切除。如能行根治性手术,预后较为良好。
- 对于营养不良,难以耐受手术的患者,可行胃空肠吻合及临时回肠造口,待患者营养状况改善以后再进行手术。另外,有时也可行术前化疗,但由于伴有出血、炎症的患者较多,多难以进行术前化疗,往往不得不选择进行高风险的一期切除手术。

术前检查

- 通过上消化道、下消化道内镜检查,确认胰头被肿瘤浸润的程度以及有无瘘口、有无出血倾向。
- 通过 CT 检查确认病变的范围以及胰头周围血管的走行,尤其应注意胰十二指肠下动脉与结肠中动脉的分支形态。
- 通过 EOB-MRI 确认有无肝转移。
- 通过 FDG-PET 检查确认有无远处转移。

手术步骤

1 开腹
2 探查腹腔
3 右半结肠的切除
4 胰头十二指肠的切除
5 重建
6 放置引流管、关腹

1 开腹

- 在上腹部正中处切开,通过视诊、触诊确认腹腔有无种植转移及无法切除的肝转移,然后上下延长切口,头侧延至剑突的水平,尾侧延至脐下,达到充分开腹的目的(图Ⅳ-1-1)。

● 以三瓣式开创器及切口头侧左右两边放置的 Kent 拉钩展开术野。同时利用右侧的外科臂（surgical arm）展开术野。

2 探查腹腔

● 探查腹腔，确认有无切除指征。肝转移不能切除或有腹腔种植转移的病例应放弃根治性切除。

● 肠腔狭窄的病例可行短路手术，但出血或脓肿、感染难以控制的病例，有时也行姑息性切除。

● 如肠系膜上动脉未被包绕，一般可切除。在可及的范围内，将右侧结肠与胰头部一起游离。

● 如有浸润或粘连紧密，则不应勉强，应于后方从左侧开始游离（图Ⅳ-1-2）。

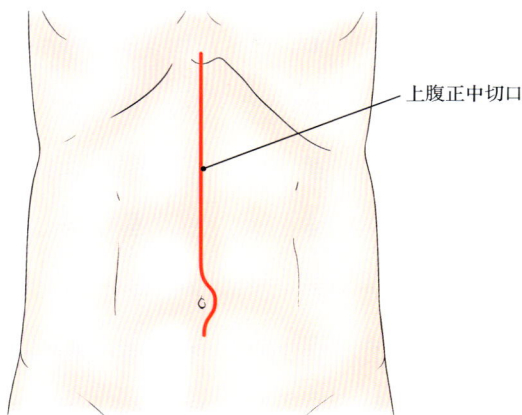

上腹正中切口

图Ⅳ-1-1 开腹

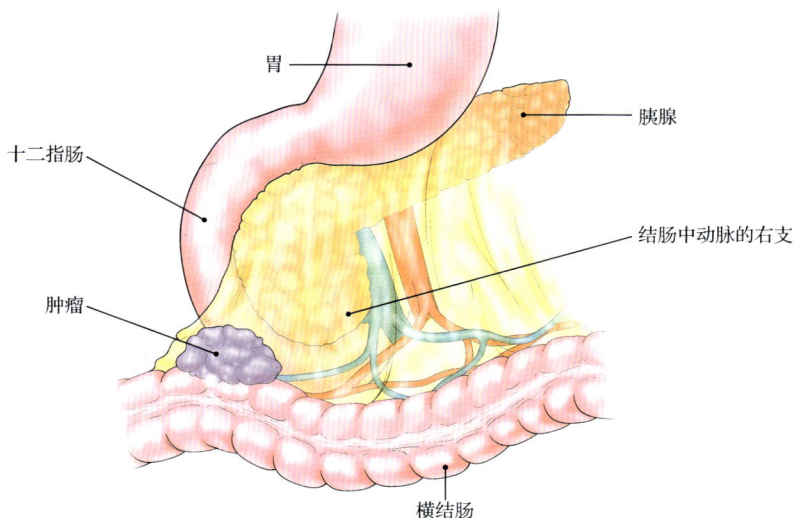

胃　胰腺　十二指肠　结肠中动脉的右支　肿瘤　横结肠

图Ⅳ-1-2 结肠癌浸润胰头的部位

3 右半结肠的切除

● 首先避免触碰胰头部的肿瘤浸润处。由于多数病例为肝曲附近存在肿瘤, 故需行右半结肠的切除。

● 离断回肠、结肠后, 与胰头十二指肠的切除线打通(图Ⅳ-1-3), 切除时以肠系膜上动脉为中心, 回肠、结肠以直线切割闭合器分别离断(图Ⅳ-1-4)。

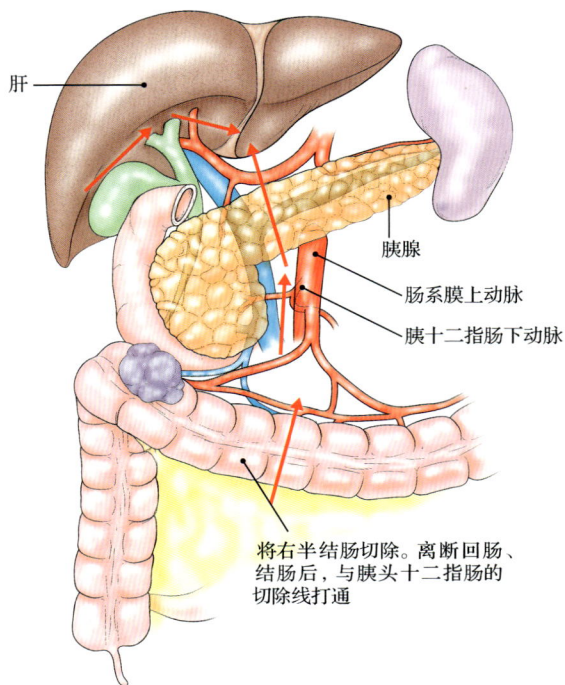

肝

胰腺

肠系膜上动脉

胰十二指肠下动脉

将右半结肠切除。离断回肠、结肠后, 与胰头十二指肠的切除线打通

图Ⅳ-1-3 离断线

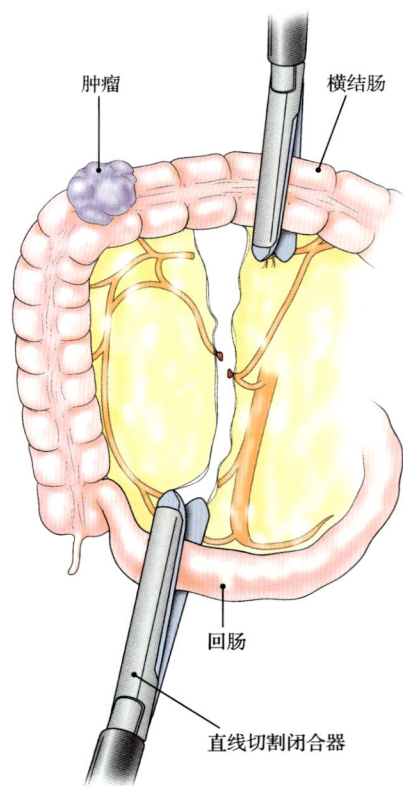

肿瘤

横结肠

回肠

直线切割闭合器

图Ⅳ-1-4 回肠、结肠的离断

124

- 沿着切除右半结肠的切除线进行游离，并离断结肠中动脉的右支。
- 离断结肠后，肠系膜上动脉、肠系膜上静脉就被完全显露，术野也变得开阔，此时就完成了右半结肠的切除（图Ⅳ-1-5）。

4 胰头十二指肠的切除

- 详细内容参见《癌症标准手术图解·胰腺癌及胆道癌》。
- 胰头部主要由胰十二指肠下动脉及胃十二指肠动脉滋养，将这两支动脉离断以后，可减少淤血及出血。

■ 离断胰十二指肠下动脉及空肠（图Ⅳ-1-6）

- 首先离断 Henle 静脉干，悬吊肠系膜上静脉。将肠系膜上静脉向左侧牵拉，即可确认胰头神经丛的第二部分。
- 保留肠系膜上动脉神经丛，并于根部结扎、离断胰十二指肠下动脉。该血管多与第一空肠动脉形成共干，也可保留。
- 于第一支空肠动脉与第二支空肠动脉之间离断空肠，并切断 Treitz 韧带，空肠即可向右侧展开。
- 在癌研有明医院，将残留的空肠断端行浆肌层缝合加强，以便标记空肠的离断处（回肠末端不做缝合加强）。这样做的原因是小肠的口侧与肛门侧都已被离断，取出标本后，难以判断哪一侧为口侧断端。

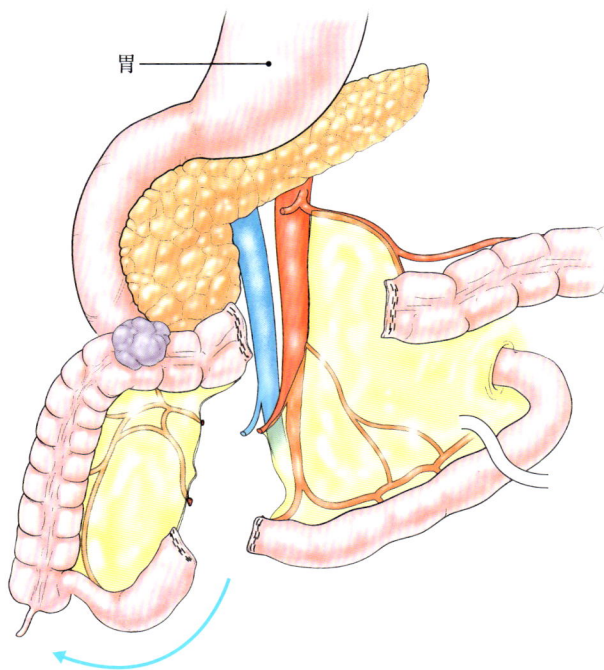

胃

图Ⅳ-1-5 右半结肠的切除

悬吊肠系膜上静脉

离断空肠

离断线

离断胰十二指肠下动脉

标记空肠的离断处

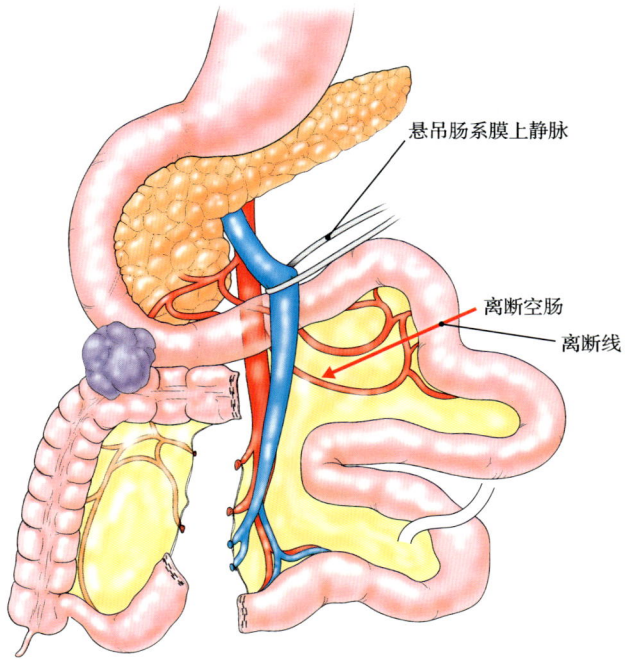

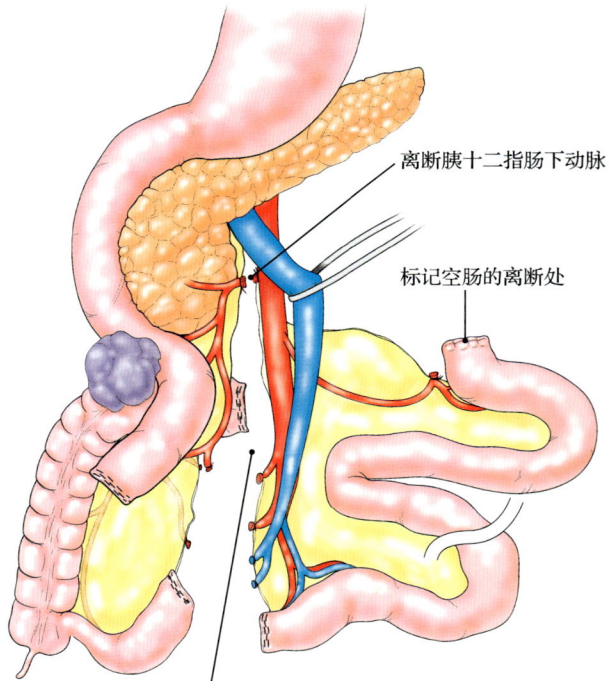

离断Treitz韧带，将空肠向右侧展开

图Ⅳ-1-6 离断胰十二指肠下动脉、空肠

手术要点	离断空肠后，务必进行标记。

■离断十二指肠、胃空肠动脉及胆管

- 离断十二指肠球部（保留幽门的胰十二指肠切除）。

- 没有必要清扫 No.8 淋巴结，最多为确认肝总动脉及结扎胃十二指肠动脉根部而进行采样程度的切除。这样可以避免切除标本时大量流血和淤血情况的发生。

- 然后，自肝脏切除胆囊，离断胆管。此时，务必确认保留肝右动脉。

- 在门静脉上缘切除胰腺，将胰头部自门静脉剥离，最后切除残留的胰头神经丛第二部分，取出标本，完成胰头十二指肠的切除（图Ⅳ-1-7）。

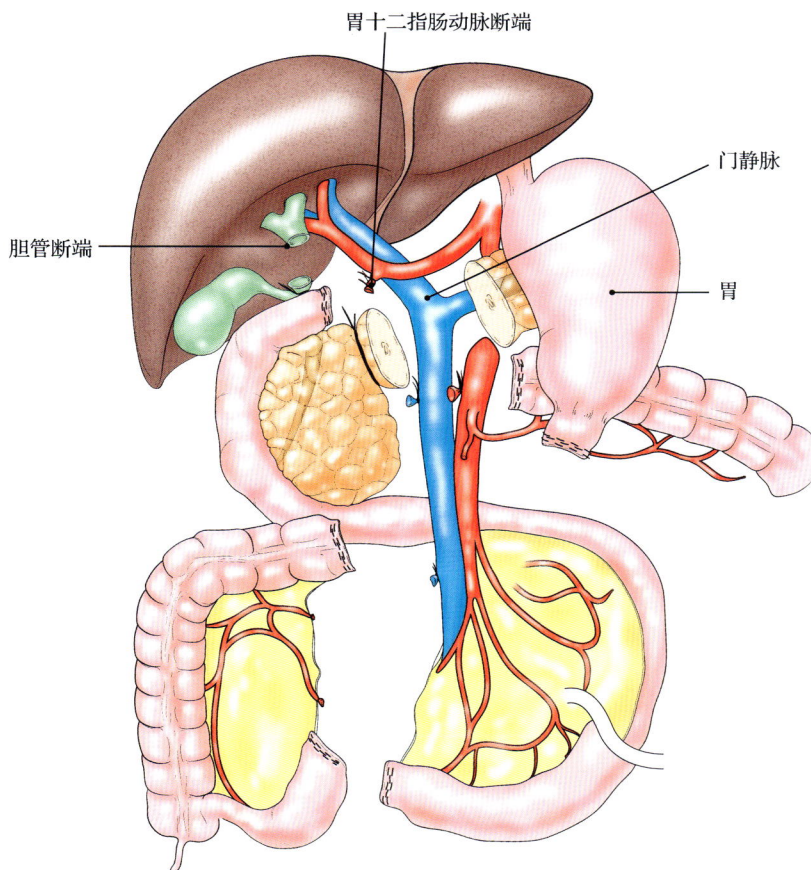

胃十二指肠动脉断端

门静脉

胆管断端

胃

图Ⅳ-1-7 胰头十二指肠的切除

5 重建

按以下顺序进行(图Ⅳ-1-8)。

(1)回结肠吻合。以自动缝合器行功能性端端吻合。

(2)空肠造瘘。首先在空肠末端留置空肠造瘘管,管长约50cm。此操作应在胰腺空肠吻合与胆管空肠吻合前进行,这样操作相对比较简单。

(3)胰腺/管空肠吻合。采用改良的柿田式或Blumgart法进行。当胰管与空肠吻合时,可将4Fr胰管导管引出体外。

(4)胆管空肠吻合。用5-0单股可吸收缝合线行后壁间断(9针或13针)缝合和前壁连续缝合。同时,将直径2.5mm的胆管导管引出体外。

(5)十二指肠空肠吻合。先以25mm的自动吻合器行端侧吻合,此时吻合口距Roux-en-Y脚的距离约10cm,当仔细确认吻合口无出血后,再将空肠断端以自动缝合器闭合。

(6)空肠空肠吻合。最后行空肠空肠吻合。

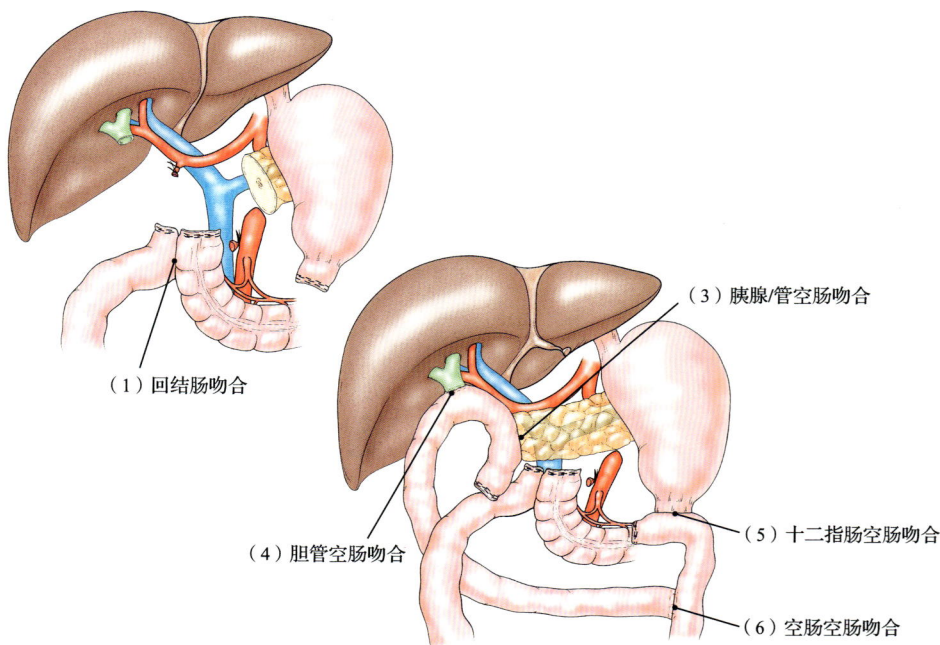

(1)回结肠吻合

(3)胰腺/管空肠吻合

(4)胆管空肠吻合

(5)十二指肠空肠吻合

(6)空肠空肠吻合

图Ⅳ-1-8　重建

手术注意点

行胰头十二指肠切除时,胰瘘导致假性动脉瘤出血是致命的并发症。同时,胃十二指肠动脉断端为出血好发部位,而利用肝圆韧带将其覆盖是一种简单、有效的预防出血的方法。如图Ⅳ-1-9所示,以肝圆韧带围绕胃十二指肠动脉两圈,再缝合数针以固定。这样有助于预防胰瘘以后出现胃十二指肠动脉断端出血的情况发生。

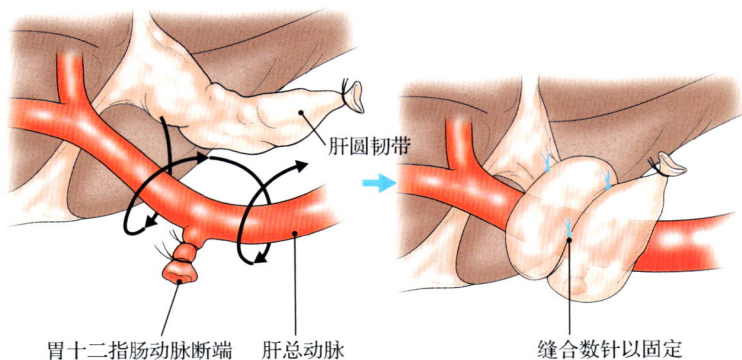

肝圆韧带

胃十二指肠动脉断端　　肝总动脉

缝合数针以固定

图Ⅳ-1-9 **肝圆韧带覆盖胃十二指肠动脉**

6 放置引流管、关腹

用5000ml的生理盐水冲洗腹腔,在Winslow孔内放置8Fr引流管,胰腺上缘放置直径8mm的引流管,外接负压袋。

将各造瘘管插入处的空肠分别在腹壁上固定4针,然后关腹(图Ⅳ-1-10)。

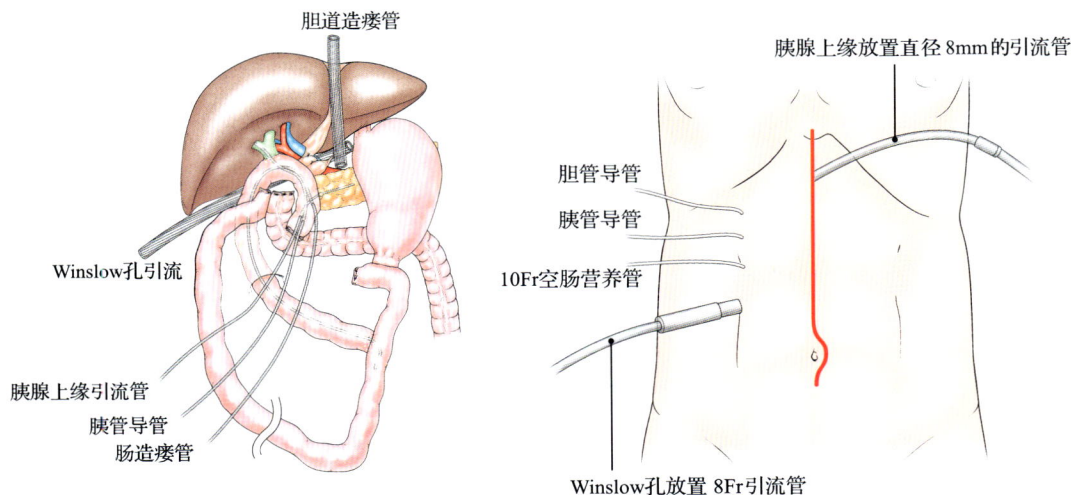

胆道造瘘管

胰腺上缘放置直径8mm的引流管

胆管导管
胰管导管
10Fr空肠营养管

Winslow孔引流

胰腺上缘引流管
胰管导管
肠造瘘管

Winslow孔放置8Fr引流管

图Ⅳ-1-10 **完成手术**

术后处理

- 观察引流液的性状，测定胰淀粉酶的活性。
- 若有继发感染的可能，在拔除引流管前，每周进行细菌培养。如果引流液减少，一方面考虑是腹水或胰瘘产生液体减少所致；另一方面也可能是引流管发生堵塞。
- 为预防感染与引流管堵塞，可适当更换引流管。术后第 5 天，如无胰瘘或感染，可拔除引流管。
- 术后持续给予质子泵抑制剂。恢复进食后，换成口服药继续给药。
- 术后第 2 天开始进水，术后第 6 天开始进食流质食物。考虑到有发生胃排空障碍（delayed gastric emptying，DGE）的可能，应切记术后初期不应全量进食。在全量进食以前，要通过空肠造瘘管进行肠内营养。
- 术后 14 天如无胰瘘、胆瘘，则依次拔除胰管导管与胆管导管。

当右半结肠癌侵犯胰头时，需行右半结肠切除＋胰头十二指肠切除。虽然该手术的难度较大，但只要能根治性切除则预后良好。如存在浸润的可能，则应在肝胆胰外科资深医生的指导下完成这一手术。

参考文献

［1］Saiura A, et al: Long-term survival in patients with locally advanced colon cancer after en bloc pancreaticoduodenectomy and colectomy. Dis Colon Rectum 2008; 51: 1548-51.

［2］齋浦明夫編：がん研スタイル　癌の標準手術　膵癌・胆道癌，メジカルビュー社，2015.

2 结肠癌、直肠癌的输尿管、膀胱联合切除

癌研有明医院消化中心泌尿外科　增田　均、米濑淳二

适应证

- 初发大肠癌、侵犯其他脏器或局部复发的直肠癌,这些病例通过根治性切除有望获得良好的预后。
- 如可实现根治性切除且患者全身情况可耐受手术,则可从泌尿外科的角度判断适应证。
- 不同于尿路上皮癌,这类手术的基本原则是在确保断端阴性的基础上行最小范围的切除。但对于炎症与肿瘤的浸润程度,肉眼往往很难准确判断。虽然可考虑术中进行快速病理检测,但确保根治性切除才是这一手术的关键,所以如果判断困难,应毫不犹豫地行全膀胱切除。
- 针对全盆腔脏器切除后的尿路重建,自然排尿型尿路变更术已被广泛使用。由于保留尿道外括约肌的功能很重要,所以必须采用类似前列腺尖端处理的术式。
- 随着腹腔镜手术病例的逐步增多,需要通过摘取标本的辅助切口进行尿路变更操作。

术前检查

- 通过影像学(CT、MRI)、内镜(膀胱、尿道镜)、尿检、尿细胞学等检查进行评价。尤其是利用膀胱镜观察膀胱三角部及尿道口。如有浸润,则多需行全膀胱切除。如有必要,可术前留置输尿管支架管。
- 总的来说,肿瘤部位对手术的选择很重要。乙状结肠癌侵犯膀胱,多可行膀胱部分切除;而直肠癌出现膀胱浸润时,更多可能需要行全膀胱切除。

手术步骤

外科医生行根治性切除,泌尿外科医生利用残留组织进行尿路重建。根据术前计划与术中快速病理检查,行全盆腔脏器切除或膀胱、输尿管部分切除。即使膀胱容量太小,也可利用回肠行膀胱扩大术。只要膀胱三角没有被明显侵犯,即使大范围切除膀胱,也要保留膀胱三角。

131

【全盆腔脏器切除+回肠导管或回肠
代膀胱术】

1 背静脉复合体的处理

2 离断尿道

3 制作回肠导管

4 自然排尿型尿路变更术（主要是Studer
式回肠代膀胱术）

5 造口或尿道吻合

【膀胱部分切除或合并输尿管联合切除】

1 剥离膀胱浸润部以外的肿瘤

2 剥离膀胱与腹膜，游离输尿管

3 远离肿瘤，切开膀胱壁

4 确认肿瘤浸润部位及输尿管开口

5 自黏膜面切开膀胱，如累及输尿管开
口，则一并切除

6 离断输尿管

7 两层缝合膀胱壁

8 输尿管膀胱重新吻合（Psoas hitch法
或Boari法）

【利用回肠行膀胱扩大术】

1 切除膀胱壁

2 游离回肠、脱管腔化、制作回肠板

3 回肠储袋的制作及其与膀胱的吻合

手术技巧

【全盆腔脏器切除 + 回肠导管或回肠代膀胱术】

1 背静脉复合体的处理

- 由于需要保留尿道外括约肌的功能,故按照解剖性切除前列腺尖部尤为重要。

- 切记保留盆底筋膜,在确认直肠前方脂肪的同时,从前列腺侧面向尖部方向游离。因耻骨直肠肌的存在而无法进一步游离时,将视野移至耻骨前列腺韧带,于韧带外侧制造游离空间（无血管区）,以结扎速血管闭合系统离断耻骨直肠肌。这样就可清楚地显露出尿道包绕前列腺尖部的术野（图Ⅳ-2-1）。

- 然后,以 Allis 钳或 Bunching 钳夹持 DVC,缝扎 2 针。

- 以叉钩将前列腺向近侧牵拉并向下方推压,将 DVC 以镊子夹持后双重缝合,上提缝线（不结扎）,离断 DVC（图Ⅳ-2-2）。

- DVC 并非仅位于尿道上方,而是呈弧形分布,所以对于最初的水平方向缝扎、处理不充分时,2 点、10 点方向附近仍可能出血,见到出血后,应追加缝扎。

手术要点	结扎以后, 前列腺尖部的形态就会被破坏, 故需一边牵拉, 一边确认切缘, 并在出血之处追加缝扎和止血。

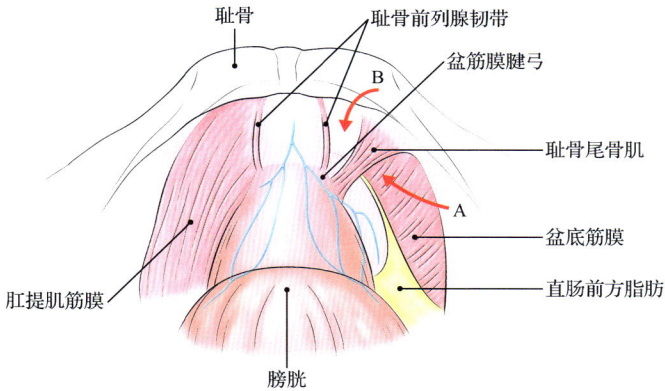

耻骨
耻骨前列腺韧带
盆筋膜腱弓
B
耻骨尾骨肌
盆底筋膜
A
直肠前方脂肪
肛提肌筋膜
膀胱

图Ⅳ-2-1 前列腺的解剖性切除

右侧为肛提肌筋膜覆盖的状态,将该筋膜于膀胱颈部附近剥离(或切开),则可见直肠前方脂肪与盆底筋膜。同时,朝前列腺尖部方向钝性或锐性剥离,并止于耻骨尾骨肌(箭头 A)。此时,将耻骨前列腺韧带周围的脂肪小心推向外侧,在其外侧插入剪刀或电刀头(该部位为无血管区),并在可能的范围内进行游离(箭头 B)。但由于 DVC 走行于附近,所以游离时不应勉强。然后,夹住耻骨尾骨肌,予以离断。如果耻骨尾骨肌的夹持距离不太好,可以仅切开耻骨尾骨肌上的筋膜,并将肌束分离、切断。最后,在可及的范围内切断韧带,前列腺尖部至尿道的术野就可显露了

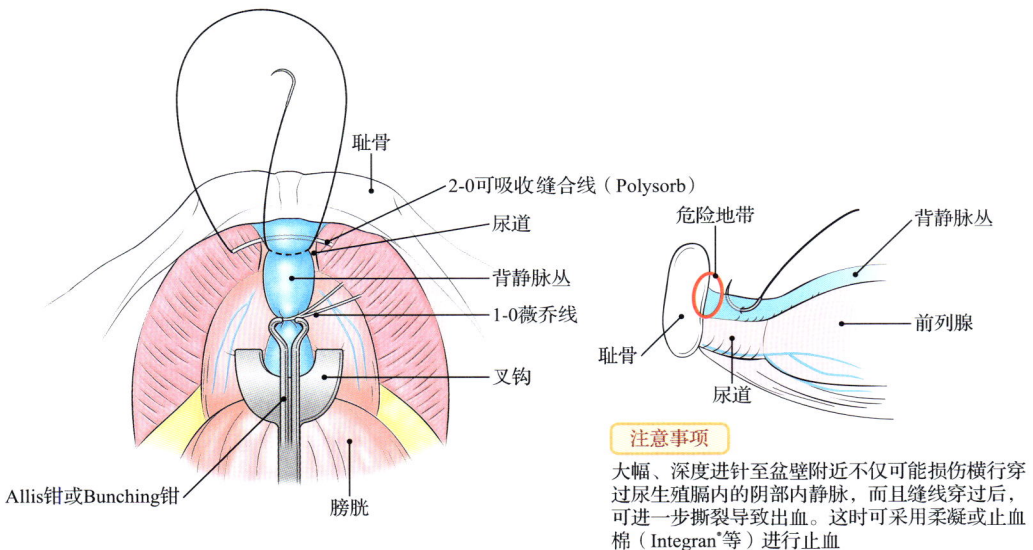

耻骨
2-0可吸收缝合线(Polysorb)
尿道
背静脉丛
1-0薇乔线
叉钩
Allis钳或Bunching钳
膀胱

危险地带
背静脉丛
耻骨
前列腺
尿道

注意事项
大幅、深度进针至盆壁附近不仅可能损伤横行穿过尿生殖膈内的阴部内静脉,而且缝线穿过后,可进一步撕裂导致出血。这时可采用柔凝或止血棉(Integran°等)进行止血

图Ⅳ-2-2 DVC 的处理

以 Allis 钳或 Bunching 钳夹住近位的 DVC,其前后以 1-0 薇乔线缝合 2 针。远位的(尿道附近)DVC 不予钳夹(钳夹后形状不清晰),而是以镊子抓持,从两侧确认 DVC 与前列腺尖部的边界,再以 2-0 Polysorb 线双重缝合(θ 形),提起缝线(不结扎),以剪刀剪断 DVC。操作过程中要以叉钩将前列腺向近侧、下方推压。另外,注意缝合不宜过深

手术注意事项	此时，出血部位表浅，点状缝合即可（图Ⅳ–2–3A）。对于盆壁，如果缝合过深、针幅过大，可能会损伤隐藏在盆壁内的阴部内静脉。

- 前列腺出血可以柔凝止血。也可采用直钳夹住 DVC，逐步进行离断。
- 腹腔镜下手术的手术步骤基本与开腹手术相同。但 DVC 双重缝合、结扎后，需将气腹压力升至 15mmHg 后再予以离断。由于 DVC 内有动脉，有时需要双极电凝止血，但极少出现 DVC 出血。也有人报道采用闭合器离断 DVC 的做法。
- 避免尿道卷入是十分重要的，夹持 DVC 前确认尿道球部是否可动。
- 前列腺侧出血时以柔凝止血。DVC 侧如出血过猛、难以控制时，不应盲目缝合或钳夹。具体做法为：①压迫会阴部；②以尿道金属扩张器插入尿道球部，确认尿道未被卷入后再压迫 DVC；③采用头低位（减少静脉灌流）等方法；④出血减少后，确认出血点，以直血管钳夹住 DVC，并从出血点上方加以缝合、止血。如仍无法止血，则自会阴侧向盆腔内插入直针，再将直针从盆腔内穿出至会阴部。以此方法将出血点周围的组织整体结扎。在会阴部，为了避免缝线割裂入皮肤，可于缝线外套上导尿管。
- 也可一开始就采用直钳夹持 DVC，并逐步离断。
- 在机器人手术中，因为术中的缝合非常容易，不需结扎 DVC 可直接予以离断。在腹腔镜手术中，最好先结扎 DVC。
- 采用闭合器离断 DVC 时，所选用的闭合器为 EndoGIA™（Tri–staple™，紫钉 45mm，Covidien 公司）。对于外科医生而言，这种方法比较容易。

2 离断尿道

以叉钩将前列腺向背侧推压，切开 DVC，确认尿道外括约肌后，将尿道旁边的骨盆外侧筋膜剥离，闭合后再加以离断（图Ⅳ–2–3B）。

- 露出前列腺尖部与尿道，以血管吊带保护尿道后，离断尿道。
- 最后离断 Denonvilliers 筋膜的附着部，并摘除标本。

A

手术要点

逐一切开DVC，一旦出血，则浅浅地缝合出血点周围的组织（主要是骨盆外侧筋膜），缝合后有轻微的阻塞感即可

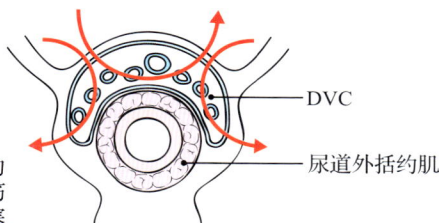

B

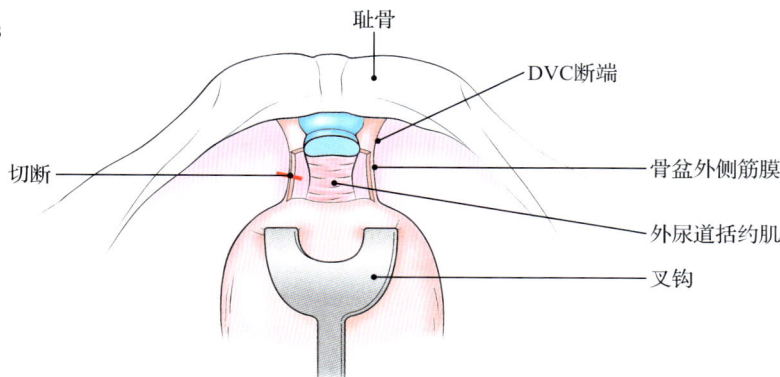

图IV-2-3 DVC 的离断、尿道的显露与离断

A.DVC 呈弧形包绕尿道，故水平方向运针无法很好地处理 DVC，甚至会导致侧面出血。应在该处浅幅进针，点状缝合。同样理由，不应在盆壁大幅进针。B.前列腺侧出血以柔凝止血。见到尿道外括约肌后，在其与侧面的盆侧筋膜之间进行游离，闭合后离断尿道外括约肌。然后，再以直角钳夹住尿道后予以离断

3 制作回肠导管

- 男性尽量采用回肠代膀胱术。而女性直肠癌，多需联合切除阴道、子宫，又由于后方缺乏支持组织，代膀胱的排尿问题多，因此建议采用回肠导管的方法而非回肠代膀胱术。
- 腹腔镜手术时，利用取出标本的下腹部辅助切口进行操作。
- 安装中号切口保护圈，根据预先留置的 6Fr 单 J 导管（采用不同颜色，以区分左右侧），斜行切断每侧输尿管的断端。
- 行全盆腔脏器切除的病例，几乎没有肠系膜遮挡术野，左侧输尿管也很容易拉至右侧盆腔内。关于回肠的离断、回肠吻合与回肠造口在此不再赘述。

■回肠导管的导管 – 输尿管吻合（Nesbit 法）

- 基本上左右输尿管均采用 Nesbit 法进行缝合。如左侧输尿管较短或肾积水导致输尿管过粗，则采用 Wallace 法，将其覆盖于导管口侧。
- 导管 – 输尿管吻合的预定位置是，左侧输尿管距导管口侧 2cm，右侧输尿管

距导管口侧 4cm。两侧输尿管断端均呈 5mm 的铲状，以 3 针（4-0 薇乔线）缝合吻合口后壁。

● 首先缝合输尿管的 12 点与回肠导管切开面的 6 点的吻合（图Ⅳ-2-4A）。按照输尿管的内→外→导管的外→内的方法进针，使线结位于内侧，这时吻合较为容易。

● 在吻合口两侧，则按照输尿管的外→内→导管的内→外的方法进针（图Ⅳ-2-4B）。这样就完成了后壁的吻合。

● 插入输尿管导管，将其以 3-0 快薇乔线固定于回肠导管侧的黏膜上（图Ⅳ-2-4C）。

● 将靠近的输尿管壁与回肠导管壁间断内翻缝合（图Ⅳ-2-4D）。如输尿管黏膜过剩，则予以修剪。在操作中，严密缝合对于防止漏尿非常重要。

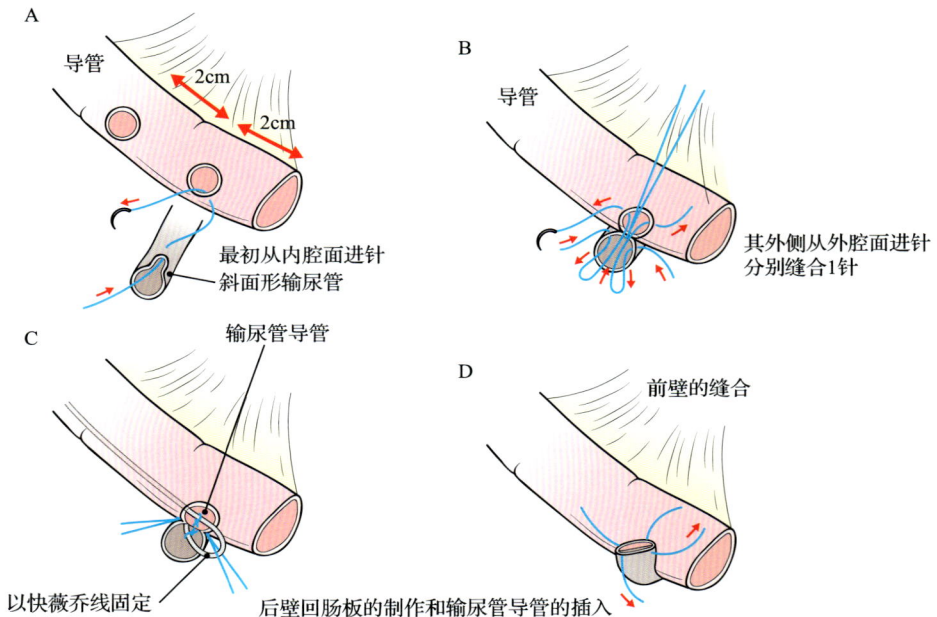

A
导管
2cm
2cm
最初从内腔面进针
斜面形输尿管

B
导管
其外侧从外腔面进针
分别缝合1针

C
输尿管导管
以快薇乔线固定
后壁回肠板的制作和输尿管导管的插入

D
前壁的缝合

图Ⅳ-2-4　回肠导管的导管 - 输尿管吻合（Nesbit 法）

手术诀窍

Nesbit 法的诀窍是，输尿管的 12 点处与回肠导管切开面的 6 点处，以 4-0 薇乔线按输尿管的内→外→导管的外→内行全层缝合，使线结位于内面。吻合口的双侧按输尿管的外→内→导管的内→外追加全层缝合，这样就完成了后壁的吻合。然后，置入输尿管导管，以 3-0 快薇乔线将其固定于回肠导管侧的黏膜上。最后，再缝合 12 点处，要适当增加间断缝合，保证没有漏尿。

■回肠导管的导管－输尿管吻合（Wallace 法）

- 如左侧存在肾积水，则采用 Wallace 法。首先选用口径合适的导管，缝合 2 针，前后壁均行连续缝合（图Ⅳ–2–5）。
- 左侧输尿管制作成大斜面，使之与导管口径匹配，上下缝合 2 针（图Ⅳ–2–5A）。
- 导管－输尿管上侧的缝线结扎（图Ⅳ–2–5B），用针线行单侧的连续缝合（图Ⅳ–2–5C），并与已结扎的下方缝线打结，再用下方缝线连续缝合对侧。
- 肾积水伴输尿管扩张的患者，则无须将输尿管修剪成斜面。

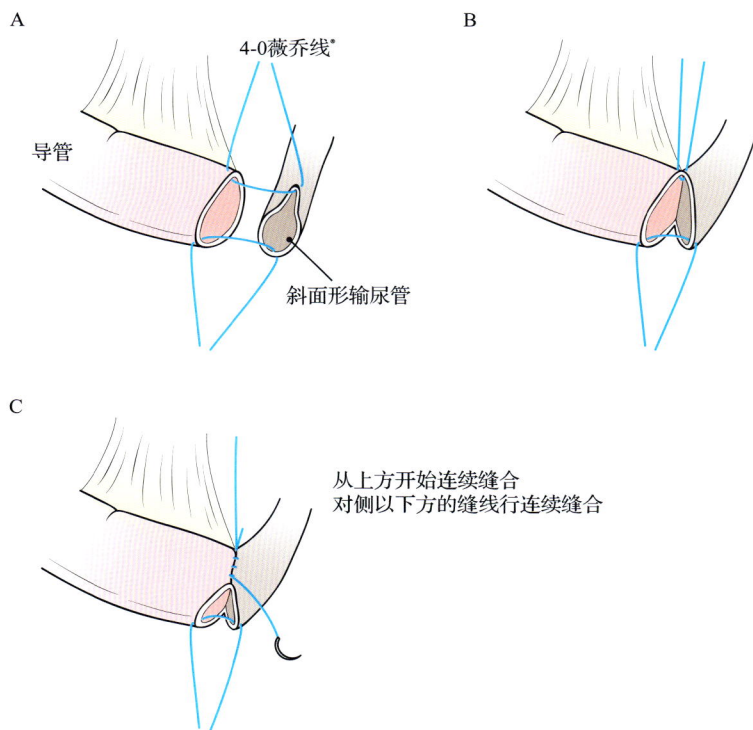

图Ⅳ–2–5 回肠导管的导管－输尿管吻合（Wallace 法）

❹ 自然排尿型尿路变更术（主要是 Studer 式回肠代膀胱术）

- 将 60cm 长的回肠作为储袋及输入袢（图Ⅳ–2–6）。
- 将粪侧长度为 45cm 的肠管脱管腔化，并呈 N 形或 U 形排布，邻近的回肠切开缘以 3–0 薇乔线全层连续缝合以制作储袋后壁。
- 适当追加锁边缝合，避免缝合过松。

● 将输入袢倒向右侧，闭合储袋的底部、顶部及前面。于储袋底部的最下端制作尿道内口。

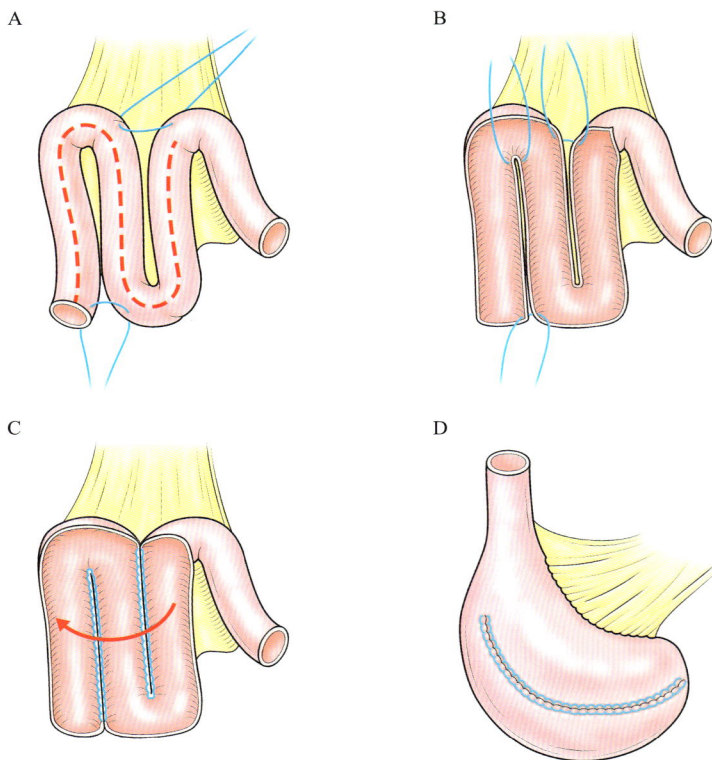

图Ⅳ-2-6 Studer 式回肠代膀胱术的储袋制作

利用 60cm 长的回肠作为储袋及输入袢。A. 将粪侧长度为 45cm 的肠管脱管腔化，并呈 N 形（15cm×3）排布。如呈 U 形排布，则为 55cm，其中 40cm（20cm×2）作为储袋，15cm 作为输入袢。B. 折角处以 3–0 微乔线结扎；邻近的回肠切开缘以同一缝线全层连续缝合，以制作储袋后壁。要点在于，以 Allis 钳夹住缝合线的正中，展开肠管弯曲处。C, D. 使输入袢倒向右侧，闭合储袋的底部、顶部及前面。制作储袋时，使导管与输尿管的吻合处位于后腹膜侧（消化道的背侧）

● 用剪刀将尿道口扩大，使肠黏膜外翻，全周用全层连续缝合（锁边缝合）。目的是加强尿道外口并使吻合部漏斗化。

● 与回肠导管不同，输尿管 – 导管行解剖学吻合时，右侧与口侧吻合，左侧与粪侧吻合。有时，右侧输尿管位于输入袢口侧，则行 Wallace 吻合（图Ⅳ–2–7）。

● 新膀胱与尿道进行吻合时，插入 18Fr 的球囊引流管，尿道缝合 6 针，尿道深部的组织（Denonvilliers 筋膜断端）大幅缝合 1 针（共计 7 针）。

● 在中号切口保护器上套上手套，再次建立气腹，即可进行缝合。

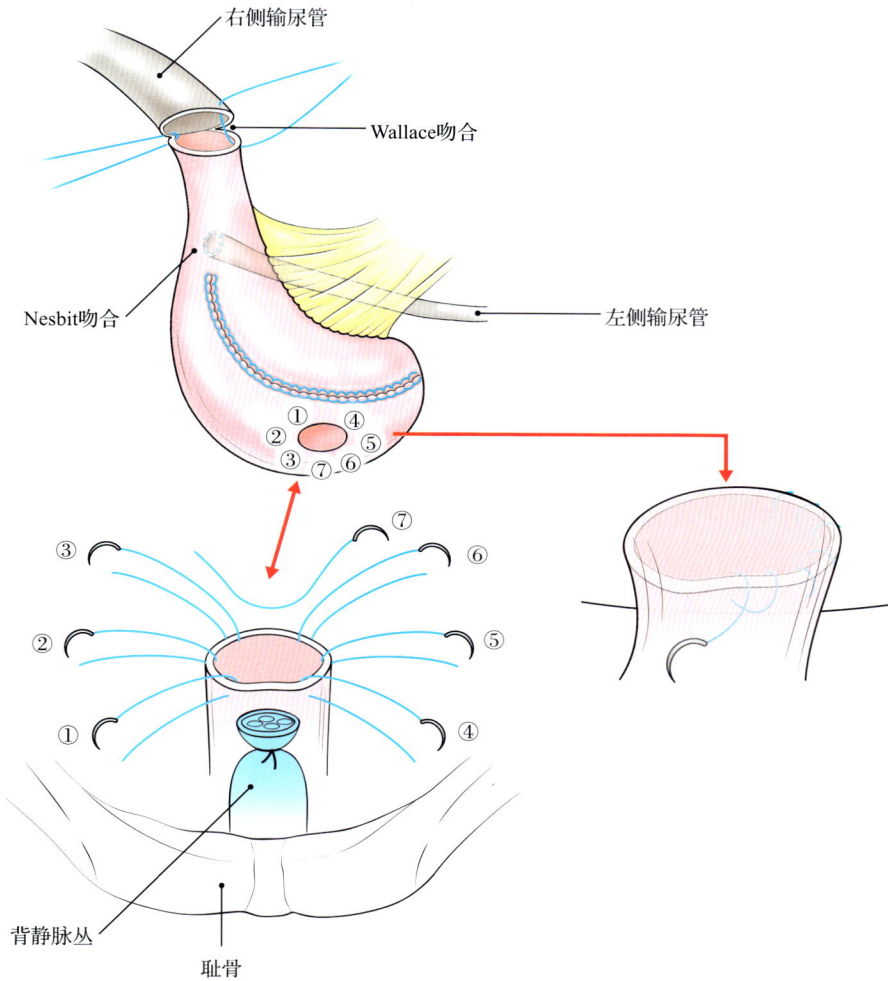

右侧输尿管

Wallace吻合

Nesbit吻合

左侧输尿管

① ④
② ⑤
③ ⑥
⑦

③ ⑦ ⑥
② ⑤
① ④

背静脉丛

耻骨

图Ⅳ-2-7 输尿管、尿道与新膀胱的吻合

在储袋底部的最下端避开缝合线制作尿道内口,以剪刀扩开尿管口,使肠黏膜外翻,行全周连续锁边缝合。与回肠导管不同,行输尿管–导管解剖学吻合时,右侧为口侧,左侧为粪侧。有时,右侧输尿管位于输入袢口侧,则行 Wallace 吻合。新膀胱与尿道进行吻合时,插入 18Fr 的球囊引流管,尿道缝合 6 针(①~⑥),尿道深部的组织大幅缝合 1 针(⑦)(共计 7 针)

| **困难的应对** | 如肠系膜较短,有时无法将储袋下拉至盆腔内,故离断肠管前应模拟下拉肠管。如仍有困难,则采用回肠导管的导管–输尿管吻合,但术前务必向患者说明。 |

5 造口或尿道吻合

●为将肠管充分拉出体外做造口,在行腹腔镜下全盆腔脏器切除术时,应尽

量在气腹下行升结肠外侧切开。

【 膀胱部分切除或合并输尿管联合切除 】

行膀胱部分切除，多数是因为膀胱受乙状结肠癌的浸润，少数是因为受阑尾癌的浸润，偶尔也因为膀胱结肠瘘进行切除。然而，消化外科有时也在离断乙状结肠的直肠侧与降结肠后进行膀胱部分切除。

1 剥离膀胱浸润部以外的肿瘤

由外科进行。

2 剥离膀胱与腹膜，游离输尿管（图Ⅳ-2-8A）

精索是膀胱与腹膜剥离的标志。操作过程中，要在靠近肿瘤侧的输尿管与膀胱之间进行游离。

3 远离肿瘤，切开膀胱壁（图Ⅳ-2-8B）

● 膀胱内注入空气，在远离肿瘤处打开膀胱壁。

4 确认肿瘤浸润部位及输尿管开口（图Ⅳ-2-8B）

● 确认肿瘤浸润部位与输尿管开口。

● 如肿瘤浸润部位靠近输尿管开口，则于输尿管内置入支架或 Atom 多功能导管。

● 朝着肿瘤浸润部位的方向，切开膀胱壁。

5 自黏膜面切开膀胱，如累及输尿管开口，则一并切除（图Ⅳ-2-8B）

● 自黏膜面切开膀胱。术中行快速病理检查以确保断端阴性。

6 离断输尿管

● 术前存在肾积水、怀疑肿瘤浸润输尿管或重塑黏膜位于输尿管口时，则一并切除并离断输尿管。

7 两层缝合膀胱壁（图Ⅳ-2-8C）

● 膀胱壁分两层缝合。浆肌层行间断缝合，缝合时要确保输尿管没有卷入；内面的黏膜行连续缝合。

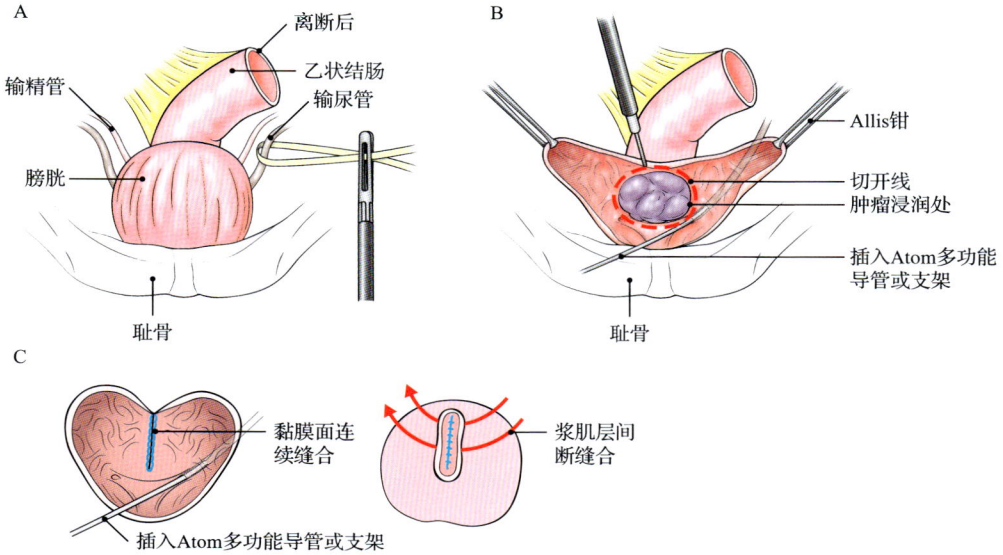

A

离断后
乙状结肠
输精管
输尿管
膀胱
耻骨

B

Allis钳
切开线
肿瘤浸润处
插入Atom多功能导管或支架
耻骨

C

黏膜面连续缝合
浆肌层间断缝合
插入Atom多功能导管或支架

图Ⅳ-2-8 膀胱壁的切开

A. 游离双侧输精管后，就可明确膀胱与腹膜的游离线。进行游离的范围是靠近肿瘤侧的输尿管至膀胱近旁。B. 膀胱内注入空气，切开膀胱前壁，确认肿瘤浸润部位与输尿管开口。输尿管内插入支架或 Atom 多功能导管，并朝肿瘤浸润部位的方向，切开膀胱壁。标记肿瘤周围，自黏膜面切开膀胱。在术中行快速病理检查以确保断端阴性。C. 两层缝合膀胱。浆肌层行间断缝合，但要确保未缝及输尿管；内面的黏膜行连续缝合。术前存在肾积水、怀疑肿瘤浸润输尿管或重塑黏膜位于输尿管开口时，则一并切除，并离断输尿管

8 输尿管膀胱重新吻合（ Psoas hitch 法或 Boari 法 ）（ 图Ⅳ-2-9 ）

- 如何通过选择术式来弥补输尿管下段的缺损，则取决于输尿管缺损的长度。
- 膀胱部分切除后，直接行膀胱输尿管重新吻合往往比较困难。
- 如输尿管缺损不满 10cm 则可采用 Psoas hitch 法。但对于萎缩的膀胱，施行该法有难度。对于萎缩的膀胱，最好利用回肠行膀胱扩大术，再行膀胱－输尿管吻合。
- 游离输尿管上方，如有必要，向上游离至肾周，这时吻合就有足够的余地了。

| 手术要点 | 游离输尿管时，输尿管的血供最重要。要点在于避免损伤输尿管鞘。而游离盆底筋膜，则可增加膀胱的活动度。 |

A

游离

输尿管

3-0薇乔线*

生殖股神经

腰大肌

Atom多功能导管

膀胱

B

斜面形输尿管断端

双J形支架

腰大肌

膨隆的黏膜

小孔

双J形支架

腰大肌

蚊式钳

腰大肌

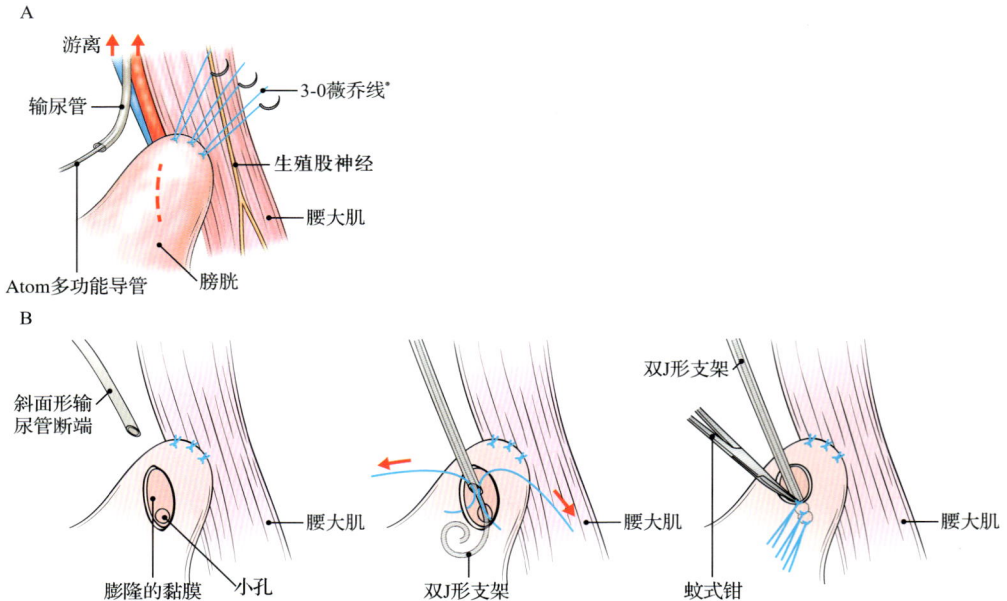

图Ⅳ-2-9 Psoas hitch 法

A.肿瘤摘除后的状态。输尿管内插入 Atom 多功能导管或支架,于头侧游离输尿管。膀胱尖端以3-0 薇乔线®间断缝合 3 针固定于腰大肌。操作时,注意避免损伤生殖股神经。B.残留约 2cm 的黏膜,切开前壁浆肌层,并于黏膜顶部开小口。将斜面形输尿管断端与小口缝合,插入双 J 支架。为了制作黏膜下隧道,用间断缝合的方法覆盖浆肌层。缝合时,以蚊式钳覆盖于输尿管之上,且避免缝合过度

- 在膀胱前壁制作管腔的 Boari 法极少采用。
- 行 Psoas hitch 法时,用约 3 针将膀胱尖部与腰大肌前面进行间断缝合固定。然后,将尿管缝合至膀胱前壁。
- 切开浆肌层,显露长度约 3cm 左右的膀胱黏膜,在其前端制作黏膜孔,并插入输尿管支架,行输尿管吻合后,浆肌层内就形成了黏膜下隧道。

手术要点	缝合时,于输尿管之间插入细血管钳,则可防止缝合过度。

手术注意事项	出现术后狭窄的危险因素有:放疗史、输尿管血行障碍、吻合口张力较大。因此,在手术游离时,要保证输尿管与膀胱的充分血供。

【利用回肠行膀胱扩大术】

1 切除膀胱壁

● 主要是由于乙状结肠癌的浸润,导致膀胱壁大范围的水肿,所以保留三角部,行膀胱壁大范围切除。

2 游离回肠、脱管腔化、制作回肠板

● 游离长度约 40cm 的回肠(图Ⅳ-2-10A)。选择适当部位,使之能在无张力下拉至膀胱。

● 与新膀胱一样,以电刀将肠系膜附着部及其对侧的肠壁切开,脱管腔化。

● 使之呈 U 形,内侧以 3-0 薇乔线®缝合,制作回肠板(图Ⅳ-2-10B)。

3 回肠储袋的制作及其与膀胱的吻合

● 缝合 U 形回肠板的左右两侧,并将其与膀胱断端以 3-0 薇乔线®连续缝合。注意适当锁边缝合,防止缝合过松(图Ⅳ-2-10C)。

● 用生理盐水冲洗膀胱,并确认没有渗漏。

A

肠系膜

脱管腔化的回肠

40cm

B

肠系膜

缝合　　缝合

C

肠系膜

3-0薇乔线®连续缝合,
制作回肠板

输尿管开口

三角部

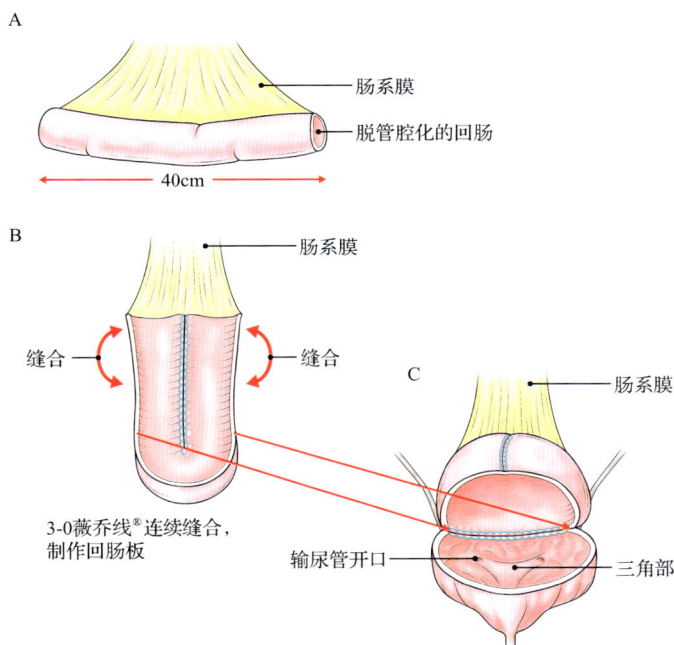

图Ⅳ-2-10 利用回肠行膀胱扩大术

A. 从回盲部近侧 15cm 开始,游离 40cm 的回肠,并脱管腔化。B. 将脱管腔化的回肠排列成 U 形,内侧以 3-0 薇乔线®缝合。C. 回肠板下缘连续缝合至膀胱后壁。缝合左右断端时,向前折转,将残留部分与膀胱前壁缝合。重要之处在于,缝合时左右对称,灵活应变,且行全层连续缝合,不时加用锁边法,保证缝合严密

V. 其他手术

1. 大肠癌局部复发的腹腔镜治疗效果

2. 大肠肿瘤的腹腔镜内镜协同手术

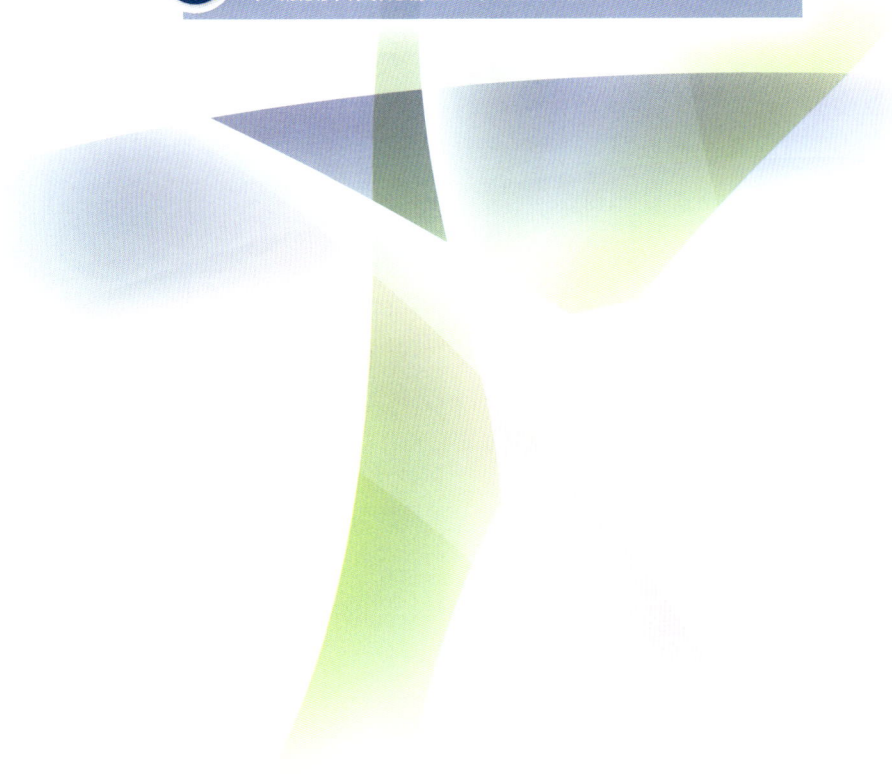

1 大肠癌局部复发的腹腔镜治疗效果

癌研有明医院消化中心大肠外科　**长嵜寿矢、秋吉高志**

背景

　　根据 2014 版日本结直肠癌学会（Japanese Society for Cancer of the Colon and Rectum, JSCR）指南，大肠癌的局部复发率为 4.0%，其中结肠癌为 1.8%，而直肠癌明显高于结肠癌，为 8.8%（$P=0.0001$）。在癌研有明医院，伴淋巴结转移的 III 期结肠癌的局部复发率为 2.0%；而对于临床 II／III 期的下段直肠癌，常规进行术前放化疗（CRT）及基于影像学诊断的选择性侧方淋巴结清扫后，其局部复发率为 5.8%。在本院，综合治疗对直肠癌的局部复发率控制良好。而对于局部复发病例，需因人而异地研究治疗方案。影响直肠癌局部复发病例治疗方案选择的因素有：复发部位、周围脏器的侵犯程度、脏器／功能能否保留、前次治疗的影响（原发灶的手术方式及术前有无 CRT）等。在癌研有明医院，对于直肠癌局部复发病例，如有可能，则进行抢救性手术。本节比较了直肠癌局部复发病例腹腔镜手术与开腹手术的效果。另外，某些复发病例也可行腹腔镜下全盆腔脏器切除，具体手术技巧参照以上章节。

治疗策略

　　图 V–1–1 为癌研有明医院的直肠癌局部复发治疗策略。原发灶手术前未接受过 CRT 的病例，基本上都是先行 CRT 再手术（图 V–1–2）。

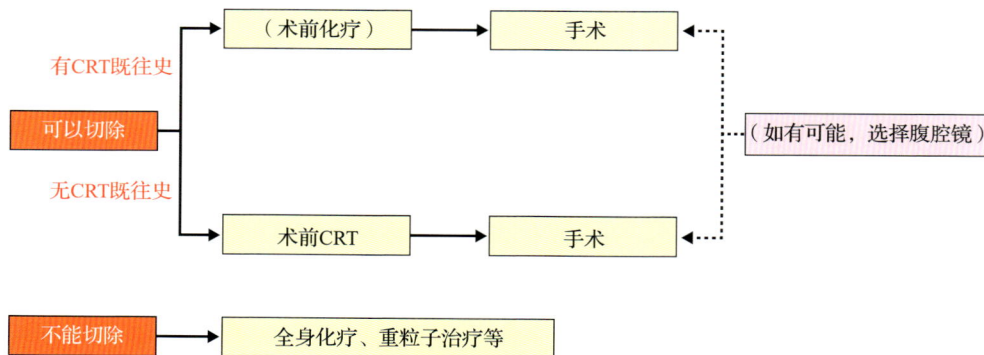

图 V–1–1　癌研有明医院直肠癌局部复发的治疗策略

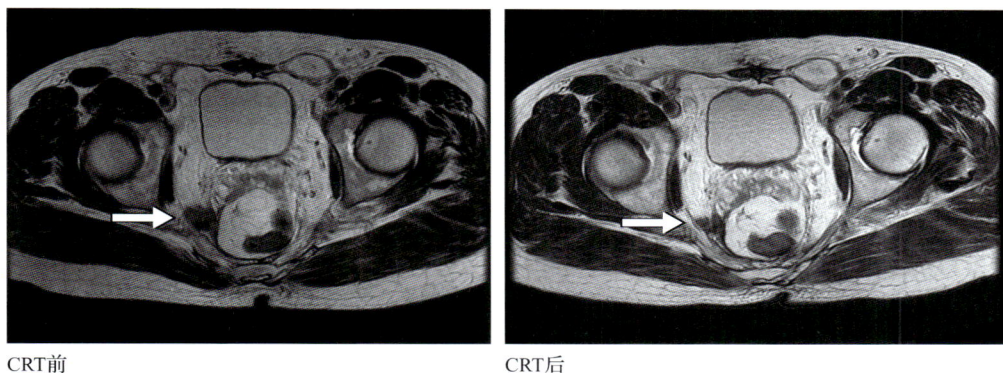

CRT前　　　　　　　　　　　　CRT后

图Ⅴ-1-2 右侧方淋巴结复发病例（MRI）

试验对象与方法

　　腹腔镜组的对象为2005年7月—2013年10月，因直肠癌局部复发行抢救性腹腔镜手术的13例患者（在此期间直肠癌局部复发手术共76例），其中吻合口复发8例，侧方淋巴结复发5例（图Ⅴ-1-3）；开腹组为同期因吻合口复发或侧方淋巴结复发行抢救性开腹手术的17例患者。本次实验的目的是对比两组病例的临床病理特征、术后短期与长期疗效。另外，对于某些复发病例行腹腔镜全盆腔脏器切除者，业已报告，故不在本讨论之列。

　　腹腔镜组13例患者与开腹组17例患者的背景资料如表Ⅴ-1-1所示。在表中，ASA评分Ⅱ级的患者在腹腔镜组较多，但差异无统计学意义。其他因素在两组之间也没有显著性差异。

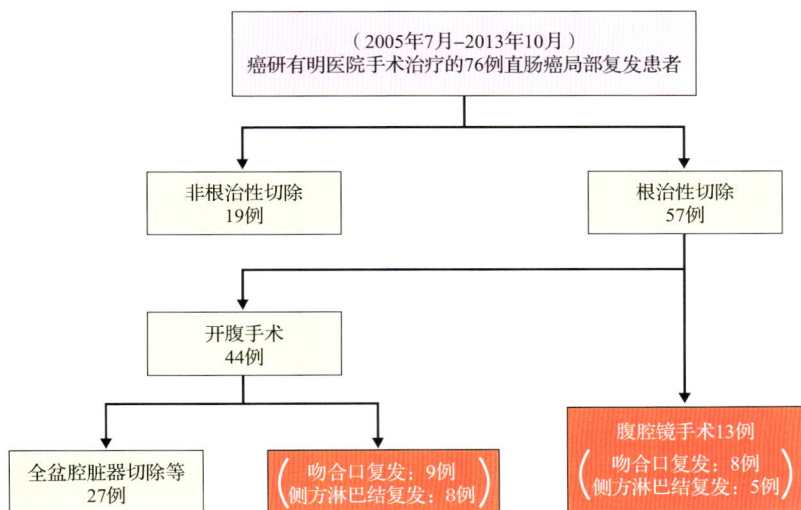

图Ⅴ-1-3 局部复发的病例

　　围手术期资料如表V–1–2所示。腹腔镜组的手术时间明显较长,而出血量却较少。腹腔镜组的病理学切缘全部为阴性。但有1例(7.7%)进行了中转开腹,该患者在外院接受原发灶手术时,出现弥漫性腹膜炎,实施过开腹引流术;在复发灶手术中,又发现有明显的粘连,于是立即进行了中转开腹。

　　术后短期效果如表V–1–3所示。排气、排便及进食恢复时间,腹腔镜组明显较短,但术后并发症发生情况、住院天数两组间差异无统计学意义。

表V–1–1　　原发及复发直肠癌手术时患者背景资料的比较

	腹腔镜组(*n*=13)	开腹组(*n*=17)	*P*值
性别			0.0959
男性	9	12	
女性	4	5	
原发灶手术时的年龄(范围)	58(45~77)	63(34~78)	0.8834
原发部位			0.5754
直肠上段(距肛缘10 ~ 15cm)	1	2	
直肠中段(距肛缘5 ~ 10cm)	10	10	
直肠下段(距肛缘5cm以内)	2	5	
原发手术的术式			0.7125
开腹手术	6	9	
腹腔镜手术	7	8	
病理学分期			0.7108
Ⅰ	2	4	
Ⅱ	4	3	
Ⅲ	6	7	
Ⅳ	1	3	
原发灶手术的术后辅助化疗			0.7125
有	6	9	
无	7	8	
局部复发手术时的年龄(范围)	62(48~77)	64(37~80)	0.8834
体重指数(BMI), kg/m^2(范围)	22.1(17.7~32.1)	23.0(17.6~32.1)	0.7064
ASA评分			0.0606
Ⅰ级	2	8	
Ⅱ级	11	9	
原发灶手术至局部复发手术的时间间隔			0.9499
1年以内	2	3	
1 ~ 3年	7	12	
3 ~ 10年	4	2	
局部复发部位			0.5344
吻合口	8	8	
侧方淋巴结	5	9	
局部复发手术前的治疗			0.0785
有	8	5	
放化疗	6	2	
全身化疗	1	2	
全身化疗 + 放化疗	0	1	
全身化疗 + 短期放疗	1	0	
无	5	12	

注:ASA—美国麻醉师协会。

表Ⅴ-1-2 抢救性手术的围手术期患者的背景资料与手术效果的比较

	腹腔镜组（n=13）	开腹组（n=17）	P 值
手术方式			0.7549
前方切除	1	4	
Miles 手术	4	3	
括约肌间切除	2	0	
Hartmann 手术	1	1	
单侧侧方淋巴结清扫	5	8	
双侧侧方淋巴结清扫	0	1	
联合切除（盆腔内邻近脏器）			0.8911
盆腔神经丛	3	4	
精囊腺	4	3	
阴道	1	1	
髂内动脉	3	5	
联合切除（盆腔外脏器）			0.9999
肝脏	1	1	
腹主动脉旁淋巴结	1	0	
手术时间,分钟（范围）	381（227~554）	241（125~694）	0.0024
出血量,ml（范围）	110（60~800）	450（25~1600）	0.0752
输血	1	2	0.7125
中转开腹	1	–	–
病理学切缘			0.9999
阴性	13	16	
阳性	0	1	

表Ⅴ-1-3 抢救性手术后的短期效果比较

	腹腔镜组（n=13）	开腹组（n=17）	P 值
术后恢复排气时间,天（范围）	1（0~3）	2（1~5）	0.0390
术后恢复排便时间,天（范围）	2（1~3）	5（1~11）	0.0012
术后开始进食时间,天（范围）	2（2~8）	5（2~14）	0.0030
术后并发症			0.6976
手术部位感染	1	2	
造口出口梗阻	1	1	
膀胱瘘	1	0	
闭孔神经麻痹	1	0	
脑梗死	1	1	
术后住院时间,天（范围）	15（8~70）	14（8~39）	0.4011

　　术后长期效果如图Ⅴ-1-4所示。术后平均随访时间为47.4个月,腹腔镜组与开腹组的5年总生存率（88.9% vs 64.2%, P=0.3461）、无复发生存率（61.5% vs 58.8%, P=0.9924）差异无统计学意义。

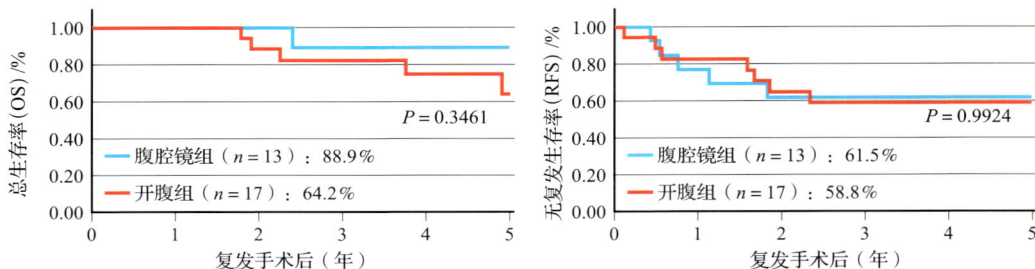

图Ⅴ-1-4 抢救性手术后的长期效果比较

小结

　　本节对癌研有明医院直肠癌局部复发(吻合复发、侧方淋巴结复发)病例所行抢救性腹腔镜手术与开腹手术的短期与长期效果进行了对比。通过对比可以发现腹腔镜组与开腹组的术后并发症、住院时间差异无统计学意义,术后5年的预后也相同。虽然腹腔镜组的手术时间长于开腹组,但术后肠蠕动恢复的时间明显较短,而且不论是在原发大肠癌手术中,还是在复发大肠癌手术中,腹腔镜都具有优势。关于直肠癌局部复发能否手术及术式的选择,应针对不同病例,进行仔细分析,如采用腹腔镜手术,术者手术技术的熟练程度也是必须考虑的因素。腹腔镜在大肠癌局部复发手术中的价值,今后仍需探讨,但由于腹腔镜具有放大视野的效果,优势明显,特别是在直肠癌局部复发手术中,腹腔镜可在狭小的盆腔内,最大限度地发挥其优势。因此,对于大肠癌腹腔镜手术经验丰富的外科医生来说,腹腔镜手术是治疗局部复发病例的手术选项之一。

参考文献

［1］Watanabe T, et al: Japanese Society for Cancer of the Colon and Rectum (JSCR) Guidelines 2014 for treatment of colorectal cancer. Int J Clin Oncol 2015; 19: 207-39.

［2］Nagasaki T, et al: Prognostic impact of distribution of lymph node metastases in stage Ⅲ colon cancer. World J Surg 2015; 39: 3008-15.

［3］Akiyoshi T, et al: Selective lateral pelvic lymph node dissection in patients with advanced low rectal cancer treated with preoperative cheomradiotherapy based on pretreatment imaging. Ann Surg Oncol 2014; 21: 189-96.

［4］Akiyoshi T, et al: Laparoscopic salvage lateral pelvic lymph node dissection for locally recurrent rectal cancer. Colorectal Dis 2015; 17: O213-6.

［5］Nagasaki T, et al: Laparoscopic salvage surgery for locally recurrent rectal cancer. J Gastrointest Surg 2015; 18: 1319-26.

［6］Akiyoshi T, et al: Laparoscopic total pelvic exenteration for locally recurrent rectal cancer. Ann Surg Oncol 2015; 22: 3896.

2 大肠肿瘤的腹腔镜内镜协同手术

癌研有明医院消化中心大肠外科 **福长洋介**

在大肠肿瘤的领域,腹腔镜内镜协同手术(laparoscopy endoscopy cooperative surgery,LECS)尚处于发展阶段,实际上在全国并未普及。而在国外,2000年就有了类似的手术报道,例如腹腔镜辅助肠镜下息肉摘除术(laparoscopic-assisted colonoscopic polypectomy)。最近德国的 Winter、Wilhelm 及美国的 Ya 等人也报道了该手术的价值,并将其冠名为腹腔镜肠镜联合入路(combined laparoscopic colonoscopic approach)。但这些报道,都是利用腹腔镜协助内镜完成息肉摘除,或者是在内镜下确认病变的部位,再利用腹腔镜器械进行切除,而 Hiki 等人报道的胃 LECS 手术则与之不同。大肠肿瘤的 LECS 的对象是无法在内镜下切除的大腺瘤,而胃黏膜下肿瘤的 LECS 的特征是通过内镜黏膜下剥离术(endoscopic submucosal dissection,ESD)来设定准确的切除范围。

单纯以 LECS 来代表以上手术,是一种广义的提法,也包括上述国外报道的腹腔镜辅助内镜手术。如将准确切除肠壁视为该手术的最大优点,那么更理想的效果是:一方面通过内镜观察肿瘤以决定正确的切除范围;另一方面尚可利用腹腔镜对全层切除后的肠壁缺损进行安全缝合。但迄今为止的国外报道认为,该手术局部复发率高,术后并发症也较多。

本中心并非利用 ESD 来准确判断切除范围、切除肠壁,而是利用 LECS 对大肠肿瘤的肿瘤部位进行楔形切除。以下内容是对 LECS 的适应证与手术技巧的介绍。

适应证

大肠肿瘤的手术(切除)适应证为上皮性肿瘤中的癌、腺瘤及呈黏膜下肿瘤样形态的间叶组织肿瘤,如类癌、平滑肌肉瘤、GIST 等。对于黏膜下肿瘤,术前影像学检查难以确诊,为明确诊断,也可进行切除。对于上皮性肿瘤,随着日本近年来 ESD 技术的发展,多数腺瘤已成为内镜切除的适应证。而对于浸润黏膜下层深部的肠癌,淋巴结转移率超过 10%,应行肠管切除 + 淋巴结清扫(即传统的根治性手术),它是外科根治性手术的适应证。因此,大肠上皮性肿瘤的 LECS 适应证仅限于少数内镜治疗(主要是 ESD)困难的病例。

由于 ESD 是高难度技术,各单位在适应证的选择与治疗效果方面差别很大,目前仅限于在 2011 年以前获得"高度先进医疗"认可的单位进行开展。在日本,大肠癌研究会项目委员会开展的多中心研究,总结了 20mm 以上大肠肿瘤的治疗效果。结果显示,虽然总体穿孔率为 2%,但急诊手术率仅为 0.2%。内镜治疗困难的原因包括肿瘤直径超过 40mm、肿瘤位置深、病变部位难以抬举等。

内镜下黏膜切除术(EMR)或 ESD 操作困难,除严重纤维化(与病理组织学诊断无关)外,合并憩室也是重要原因。困难病例的最大问题在于,手术难度大、时间长、出血等并发症风险大。理想的内镜治疗应减少出血与穿孔两大并发症,并行根治性整块切除,以便对标本进行病理评价。

根据癌研有明医院及其关联医疗机构 384 例大肠 ESD、4393 例 EMR/EPMR 的数据显示,ESD 病例发生穿孔者 1 例(0.26%),因纤维化、出血需止血者 2 例(0.52%);EMR/EPMR 病例发生穿孔者 8 例(0.18%),出血者 32 例(0.72%),穿孔发生率为日本最低。从整块切除率来看,ESD 病例中无纤维化病例为 97.1%,而伴纤维化病例仅为 77.9%,明显低于无纤维化病例,可见 ESD 在整块切除率方面有一定局限性,尤其是对于伴有纤维化的病例。另外,一味坚持 ESD,耗时甚至超过外科手术,对于仅接受意识下镇静治疗的患者而言,是相当痛苦的。

术前准备

术前 2 天入院,术前 1 天中午开始禁食,并给予内镜检查前的口服药。口服枸橼酸镁 2000ml,用 2 小时以上的时间服完。手术当日早晨 7 点前仅可进水,术前以甘油 60ml 灌肠,确认排便后送患者进手术室。

手术步骤

1 腹腔镜手术的穿刺孔分布　　**3** 腹腔镜手术的技巧
2 内镜手术的技巧

手术技巧

1 腹腔镜手术的穿刺孔分布(图 Ⅴ-2-1)

- 按照腹腔镜下大肠切除术的原则设置穿刺孔位置。
- 在脐部做切口,开腹放置 12mm 的穿刺器,作为观察孔。
- 其他穿刺孔的位置因病变位置不同而有所差别,但均为在患者左右、上下各放置 2 个穿刺器。除观察孔处的穿刺器为便于闭合肠管时闭合器的出入而采用 12mm 的穿刺器外，其他均为 5mm 的穿刺器。在操作过程中，二氧化碳气腹压力采用 8~10mmHg。

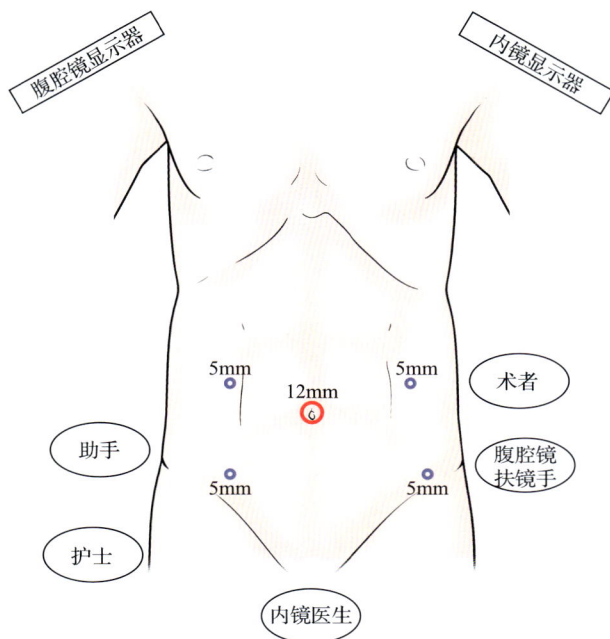

图V-2-1 腹腔镜下手术的穿刺孔设置

2 内镜手术的技巧

- 在内镜下确认病变部位，用 23G 内镜注射针于肿瘤周围的黏膜下层注入局部注射液（如甘油等），确保侧方切缘安全后，以 Hook 刀切开肿瘤周围的黏膜（图V-2-2）。
- 全周切开黏膜肌层与黏膜下层后，在腹腔镜直视下，从腔内（内镜侧）、腔外（腹腔镜侧）准确确认病变部位及切除范围。
- 然后，沿肿瘤周围的类圆形黏膜切开线（"轨道"），在内镜下切开浆肌层（图V-2-3）。
- 切开约剩下 1/4 的浆肌层时，以异物钳将标本牵向肠腔内，剩下的浆肌层部分在腹腔镜下以超声刀离断。而切除的标本以内镜经肛门取出。
- 腹腔镜下关闭肠壁开口，再次插入内镜确认缝合口。通过送气对缝合部位进行检测，确认无漏气、无狭窄及出血后，完成内镜操作。

3 腹腔镜手术的技巧

- 内镜下确认病变部位的同时，腹腔镜也对同一部位进行确认，以内镜与腹腔镜共同明确病变的部位。

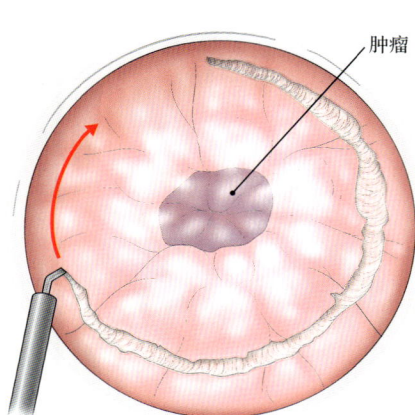

图 V-2-2　切开肿瘤周围的黏膜及黏膜下层

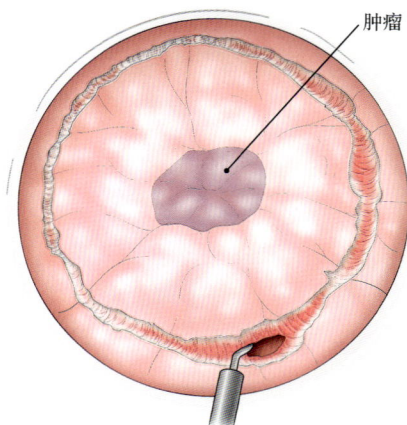

图 V-2-3　浆肌层的全层切开

手术诀窍

此时，通过透光等方法，易于确认肿瘤的位置（图 V-2-4）。

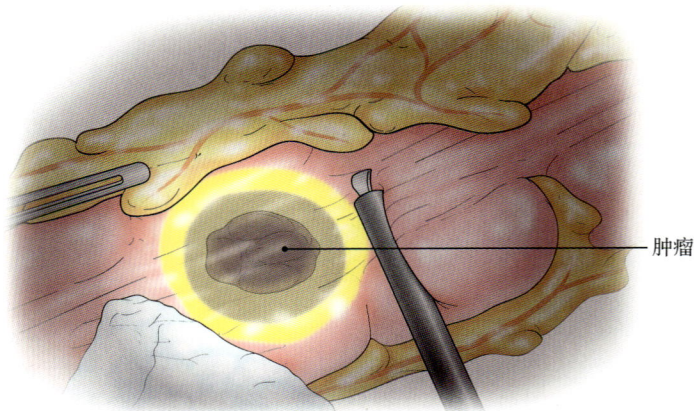

图 V-2-4　腹腔镜下确认肿瘤的位置

手术注意事项　必须确认肿瘤位于肠壁的位置。

● 对于横结肠，需游离大网膜（图 V-2-5）。
● 如果是位于肠系膜对侧缘的病变，则操作很容易，但如果是位于肠系膜侧的病变，则需以超声刀处理肿瘤局部肠壁的直动静脉（图 V-2-6）。

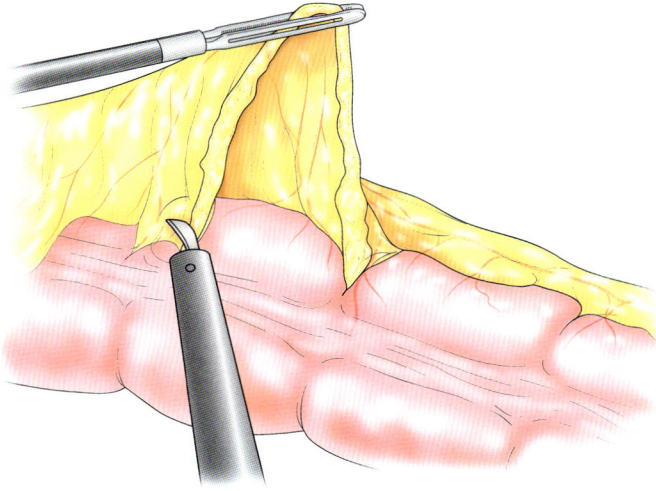

图Ⅴ-2-5 游离横结肠与大网膜

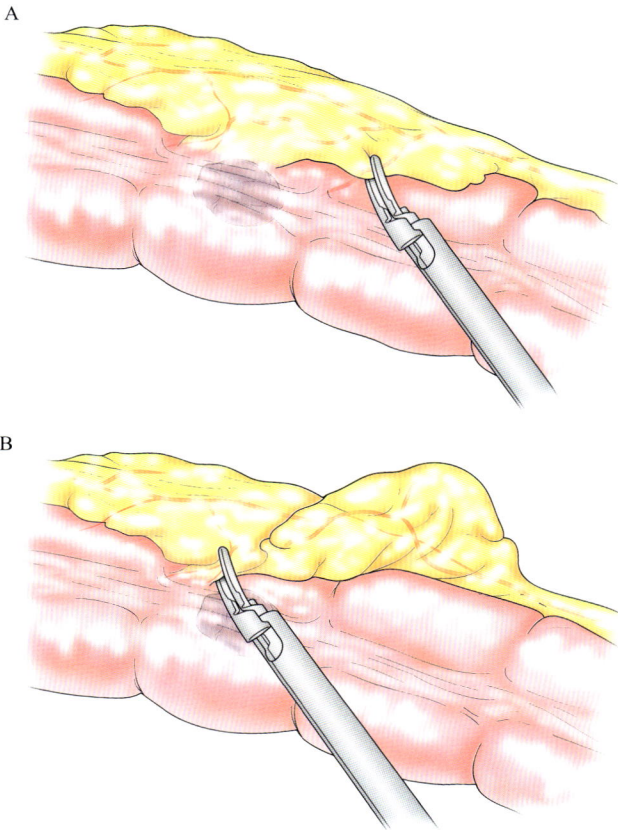

A

B

图Ⅴ-2-6 直动静脉的处理

● 充分处理血管后,应在腹腔镜与内镜下进一步明确肿瘤边缘的位置关系。然后,于肿瘤边缘缝合 3~4 针作为牵引(图Ⅴ-2-7),向腹侧悬吊,使肿瘤向腹侧移位,也可防止肠内容物漏出。

● 内镜下切开 3/4 周肠壁后,最后 1/4 周的附着组织,在腹腔镜下以超声刀沿黏膜切开线进行离断(图Ⅴ-2-8)。最后,切除的标本以内镜从肛门取出。

● 肠壁的开口以腹腔镜下直线闭合器垂直肠管长轴方向行外翻闭合(图Ⅴ-2-9)。

● 首先拟定开放肠壁的闭合线两端,再分别以 4-0 PDS 线全层缝合作为牵引。两端中点也行全层缝合作为牵引。对于开放的肠壁缺损,分两次进行外翻闭合,且先闭合近侧 1/2 处。

● 在一端与中点的牵引线之间,再全层缝合 1 针,将 3 根缝线悬吊,以腹腔镜下直线闭合器全层闭合。

● 然后闭合剩下的 1/2 肠壁。于闭合线的一端全层缝合 1 针,在该牵引线与最初的牵引线之间再全层缝合 1 针,作为牵引。

● 与第一次闭合一样,将 3 根缝线悬吊,以腹腔镜下直线闭合器全层闭合(图Ⅴ-2-10)。如有必要,可行浆膜与浆膜的缝合。

● 最后,冲洗腹腔,止血,完成手术。

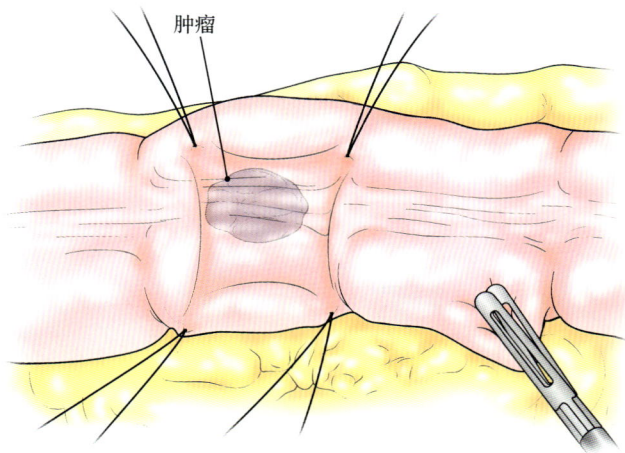

肿瘤

图Ⅴ-2-7 肿瘤边缘的牵引线

A

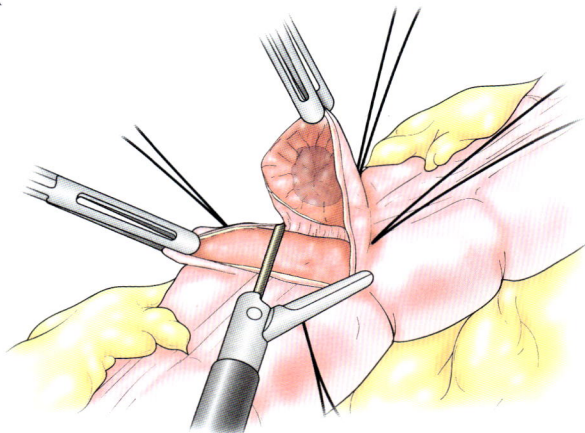

B

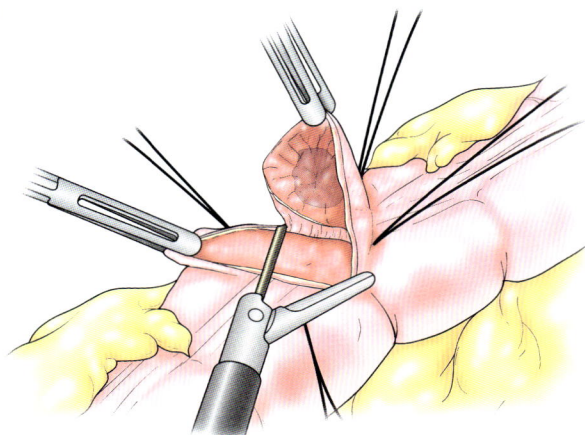

图Ⅴ-2-8 超声刀切开肠壁

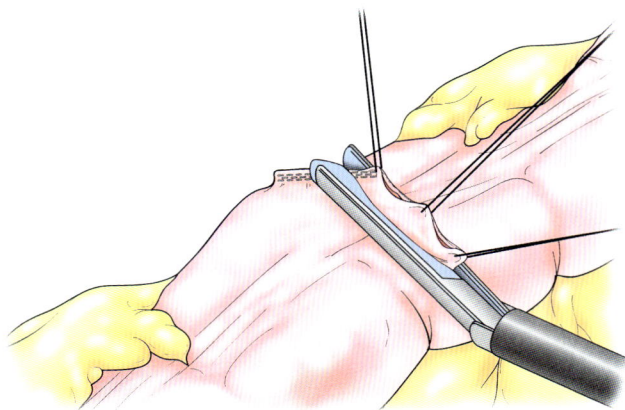

图Ⅴ-2-9 肠壁开口的闭合

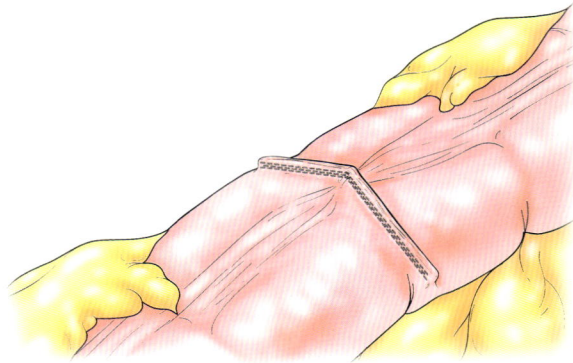

图 V-2-10 全层闭合

需要注意的并发症

■ 血流障碍

在内镜下与腹腔镜下对病变位置进行严格确认十分重要。由于肠管的空间不如胃宽大，如肠管的其他部位扩张，则在腹腔镜下难以观察病变部位，诸如此类的原因会导致病变位置判断困难。另外，如病变位于肠系膜侧，则必须处理该处的直动静脉；如病变位置偏离，则可导致血流障碍。

■ 吻合口狭窄

由于结肠的内腔不如胃腔宽大，如肠管闭合方向与肠管的长轴方向相同，则可能导致吻合口狭窄。因此，病变切除后，闭合肠管缺损时，闭合线两端的设定极其重要。操作时，首先要看清肠管的走行，再将最初的两个端点分别设定在肠管的短轴方向，这时闭合线就与肠管垂直了。

■ 肠内容物漏出及肿瘤接触腹腔

术中在腹腔内开放肠壁的最大弊端是不洁的肠内容物会漏入腹腔及肿瘤细胞直接接触腹腔内脏器。因此，在肠腔内外确认病变部位后，在腹腔镜下必须以缝线悬吊拟切除的肠壁。今后，考虑将适应证扩大至上皮性癌（黏膜内癌）时，这一操作也是有必要的。

参考文献

［1］Franklin ME Jr, et al. Laparoscopic-assisted colonoscopic polypectomy: The Texas Endosurgery Institute experience. Dis Colon Rectum 2000; 43: 1246-9.

［2］Winter H, et al. Laparoscopic colonoscopoic rendezvous procedures for the treatment of polyps and early stage carcinomas of the colon. Int J Colorectal Dis 2007; 22:

1377-81.

［3］Wilhelm D, et al. Combined laparscopic-endoscopic resections of colorectal polyps: 10-year experience and follow-up. Surg endosc 2009; 23: 688-93.

［4］Yan J, et al. Treatment for right colon polyps not removable using standard colonoscopy: combined laparoscopic-colonoscopic approach. Dis Colon Rectum 2011; 54; 753-8.

［5］Hiki N, et al. Laparoscopic and endoscopic cooperative surgery for gastrointestinal stromal tumor dissection. Surg endosc 2008; 22: 1729-35.

［6］Fukunaga Y, et al. New technique of en bloc resection of colorectal tumor using laparoscopy and endoscopy cooperatively（laparoscopy and endoscopy cooperative surgery – colorectal）. Dis Colon Rectum 2014; 57: 267-71.

［7］Colorectal Endoscopic Submucosal Dissection Outcomes and Risk Factors for Technical Difficulty: A Prospective Multi-cencer Study on Endoscopic Treatment of Large Early Colorectal Neoplasms. DDW（ASGE）, 2012.

［8］藤城光弘. 大腸 ESD の現状と今後の展望. 消化器医学 2010; 8: 7-12.

［9］為我井芳郎.「大腸 ESD －私の工夫」線維化を伴う病変に対する大腸 ESD の工夫. 消化器の臨床 2012; 15（1）: 98-103.

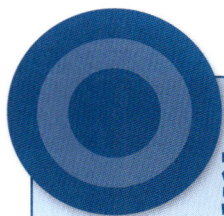

致力于发展直肠癌手术的伟大先驱们

癌研有明医院消化中心大肠外科　长山　聪

近10年来,大肠癌,尤其是低位直肠癌的治疗取得了显著性进步。其中,腹腔镜手术的引进,对更深入地理解和传播盆腔解剖学知识有很大的贡献,也使精细的盆腔内手术成为可能。另外,在众多大肠外科医生的共同努力下,ISR等高难度手术得以确立。这些手术通过术前放疗、化疗,并在肿瘤学安全范围内增加保肛机会,成绩相当可喜。然而,即使如今的医疗水平如此进步,还是会遇到肛门无法保留,只能行直肠切除术(Miles术)的病例。虽然直肠切除术因严重影响身体形象(body image)而受到诟病,但由于该手术的安全性高,今后也仍将是不可废弃的重要术式。

第一次见到直肠切除术,即Miles手术,是我作为实习医生时候的事,距今已有20多年。该手术由W.Ernest Miles博士提出,是将全部直肠连同肛门一并切除。直到现在,我还记得初次见到该手术的强烈感受。1908年,*Lancet*杂志刊登了Miles博士的论文,报道了自1907年开始施行的12例直肠切除术[原著称之为"abdomino-perineal excision(APE)",即腹会阴联合切除术]。其中,9例男性患者与4例女性患者行APE手术,但术后4例男性患者及1例女性患者死于并发症。死亡原因为肺水肿1例、小肠梗阻1例、结肠坏死1例(当时,似乎是行乙状结肠袢式永久性造口,造口以下至乙状结肠离断端的结肠发生坏死)、腹膜炎2例,手术的病死率为41.7%。由此可见,该手术在当时是一种高风险甚至可能搭上性命的手术。但无论如何,Miles博士对直肠癌根治性手术的执着追求是令人叹服的。

以同样的热情专注于直肠癌治疗的并非Miles博士一人。大家也许不知道,在Miles博士发表*Lancet*论文之前,日本的外科医生就提出了直肠切除术(原著称之为"Kombinierten Exstirpation",即复合摘除术)。由于原著论文为德语,所以可能不太为人所知。但京都帝国大学外科学教研室

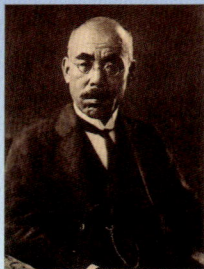

伊藤隼三教授与鸟泻隆三教授分别于 1904 年与 1908 年在 *Deutcshe Zeitschrift für Chirurgie*（现改名为 *Langenbeck's Archives of Surgery*）杂志上报道了这一手术。伊藤隼三教授的论文，报道了 3 例男性病例的详细手术方法及治疗经过。但很遗憾，与 Miles 博士的病例一样，其中 2 例（1 例 75 岁，1902 年 3 月 8 日手术；1 例 71 岁，1903 年 12 月 25 日手术）于手术翌日死于腹膜炎。那么，让我们一起来看看康复出院的 56 岁患者（1902 年 8 月 29 日手术）的临床经过吧。

伊藤隼三教授　　**鸟泻隆三教授**

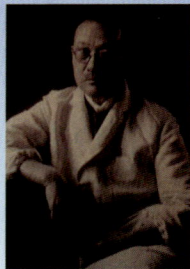

（图 1，图 2 由京都大学消化外科板井义治教授提供。）

患者 56 岁，务农，1902 年 7 月 29 日入院。

既往史：数年前一度出现顽固性便秘。去年 10 月开始出现脓血便，伴腹泻及里急后重。最近出现明显的消瘦和虚弱。

体格检查：男性，体格健壮，营养状态一般；皮肤苍白发暗、发皱；皮下脂肪组织与肌肉发达；心率 80 次／分，且有力、规则；呼吸平静，心肺无异常，腹部无压痛及异常抵抗；肛门紧闭，食指指检距肛门 6cm 处，可触及环周狭窄性肿瘤，肿瘤凹凸不平、质硬、活动差，指尖可经肿瘤中央的内腔插入，但无法达到肿瘤上限，检查中会伴随脓血流出大量腐臭的分泌物。

虽然当时没有现在的影像学诊断方法，但通过直肠指检的表现，可推测为直肠下段局部进展期癌。这样的病例，即使是现在，也很难治疗，而且手术难度也很大。在距今 110 多年前的那个时代，不难想象，手术是极其困难的。幸运的是，该患者在复合摘除术（直肠切除术）后，无严重并发症发生，并且顺利出院，以下是该患者的病史记录。

11 月 12 日，患者皮肤水灵，皮皱消失，营养状态也明显改善。与入院时相比，体重增加 4kg。腹部伤口无化脓，愈合良好。会阴部的骶骨伤口也在将创口上后方一角的小块肉芽组织的表面去除后，形成肉芽，得以愈合。无局部复发征象。髂部的人工肛门可控制自然排便，深令患者满意。今天为根治术术后的第 75 天，患者治愈出院。

另外，鸟泻隆三教授的论文，详细记录了 5 例男性患者的治疗经过。概略如下：① 54 岁，1905 年 3 月 30 日手术（术后第 5 天死于腹膜炎）；② 56 岁，1905 年 7 月 15 日手术（术后第 47 天因左侧化脓性肾炎行左肾摘除后病情好转，于术后第 87 天出院，此后失访）；③ 37 岁，1906 年 2 月 17 日手术（因会阴、骶骨部位伤口感染来院，伤口愈合时间长，于术后第 344 天出院，术后 1 年 4 个月发现盆腔内肿瘤复发，合并肠梗阻）；④ 49 岁，1906 年 9 月 18 日手术（术后并发症记录无特殊情况，于术后第 94 天出院，术后 1 年 6 个月发现会阴伤口皮下转移）；⑤ 43 岁，1907 年 10 月 8 日手术（术后并发症记录无特殊情况，于术后第 56 天出院，术后 7 个月发现腹腔种植转移、癌性腹膜炎、右腹股沟淋巴结转移）。与伊藤隼三教授的论文中报告的病例相比，致命性的手术并发症是减少了，但遗憾的是出现了复发。可见与今天一样，当时也为直肠癌术后的高复发率而烦恼。

直面治疗效果差的残酷现实，两位教授通过各自的手术经验（尽管需要改进之处还很多）对复合摘除术（直肠切除术）的价值有了切身体会。两位教授在论著原文中提到，应首选当时盆腔外科泰斗 Kraske 教授（Kraske 手术的提倡者）提倡的经骶骨入路手术，而对于众多外科医生无能为力的直肠癌，则强调复合摘除术（直肠切除术）应作为定型手术。另外，两位教授对于治疗效果不佳并不避讳，他们详细地描述了术中自身的失败与值得反省之处，并提出改善手术技巧的要点。更有意义的是，两位教授也关注了有关人工肛门制作部位的争论——即应位在会阴部（德国外科界认为应位于会阴伤口一侧）还是髂部（大概与今天的造口部位相近，是法国外科界的主流），两位教授认为最好行髂部造口，这对于该造口方法在日本的落实起到了启蒙作用。也许可以说，由于他们所做的贡献，才确立了今天的直肠切除术。

最后，伊藤隼三教授的论文以"对于上部或累及上部的直肠癌，复合摘除术（直肠切除术）今后将会比以往更为常用，我们祈愿预后极差的男性患者的预后能得以改善"（翻译自德语论著原文）结尾。而鸟泻隆三教授的论文写道："对于上部或累及上部的直肠癌，尽管进行了无情的彻底摘除，但目前往往还是会出现转移或复发。在找出‘无血’手段治愈恶性肿瘤之前，我们当下的课题就是，开发出有助于今后大幅提高长期治愈率的手术方法。"（翻译自德语论著原文）那个以不屈的精神直面凶狠的强大对手、探索直肠癌手术方式的时代，迄今已过了110年，该手术的安全性已经确立，并已成为标准术式。然而，从肿瘤学的观点来看，我们大肠外科的医生是否实现了两位教授的目标呢？

致谢

伊藤隼三及鸟泻隆三教授的资料由京都大学消化外科板井义治教授提供。两位教授德语原著论文的翻译得到柳泽有希子女士（日语－德语翻译）及吉田惠子女士（医疗日语－德语翻译）的大力支持，借此机会深表谢意。

参考文献

［1］ Miles WE: A method of performing abdominoperineal excision for carcinoma of the rectum and of the terminal portion of the pelvic colon. Lancet 1908; 172: 1812-3.

［2］ Ito H, et al: Zur kombinierten Exstirpation der hochsitzenden resp. hoch hinaufreichenden Mastdarmkarzinome bei Männern. Deutsche Zeitschrift für Chirurgie 1904; 73: 229-48.

［3］ Torigata R, et al: Beitrag zur kombinierten Exstirpation der hochsitzenden respektive hoch hinaufreichenden Mastdarmcarcinome bei Männern. Deutsche Zeitschrift für Chirurgie 1908; 94: 162-78.

癌症标准手术图解系列
已出版图书

肝癌

定价 148 元

〔日〕山口俊晴　〔日〕斋浦明夫主编

丁光辉　项灿宏主译

董家鸿主审

胰腺癌及胆管癌

定价 168 元

〔日〕山口俊晴　〔日〕斋浦明夫主编

丁光辉　项灿宏主译

董家鸿主审

食管癌

定价 148 元

〔日〕山口俊晴　〔日〕渡边雅之主编

张真榕主译

刘德若主审

结直肠癌

定价 148 元

〔日〕山口俊晴　〔日〕上野雅资主编

武爱文　吴永友译